クリニック限定化粧品

「信頼」がベーシック。

# DRX

JN115777

潤い持続 8 時間。*
使用感サラサラ。

*効果には個人差があります。

DRX® AD Perfect Barrier® body milk

DRX® AD Perfect Barrier® face milk

ヒアルロン酸
W配合※

※ヒアルロン酸Na、
加水分解ヒアルロン酸

●乾燥肌、敏感肌でお悩みの方へ。
●ワセリン（基剤）、グリセリン（保湿剤）、水添レシチン（乳化剤）配合。
●ワセリンをナノ粒子化して乳化しやすくすると同時に、
　異なるタイプの保湿剤を融合させるモイスフュージョン™技術採用。
●お肌の潤いの元となる結合水をたっぷり含有。

## ディーアールエックス®
## ADパーフェクトバリア
フェイスミルク 容量/50mL　ボディミルク 容量/130mL

販売名「ディーアールエックス AD パーフェクトバリア フェイスミルク」
販売名「ディーアールエックス AD パーフェクトバリア ボディミルク」

ご注文・お問い合わせ　ロート製薬株式会社 メディカル事業開発部

TEL：06-6758-1344　FAX：06-6758-1244

## 2019-2021 全国の認定医学書専門店一覧

### 北海道・東北地区

| | |
|---|---|
| 北海道 | 東京堂書店・北24条店 |
| | 昭和書房 |
| 宮 城 | アイエ書店 |
| 秋 田 | 西村書店・秋田支店 |
| 山 形 | 髙陽堂書店 |

### 関東地区

| | |
|---|---|
| 栃 木 | 廣川書店・獨協医科大学店 |
| | 廣川書店・外商部 |
| | 大学書房・獨協医科大学店 |
| | 大学書房・自治医科大学店 |
| 群 馬 | 廣川書店・高崎店 |
| | 廣川書店・前橋店 |
| 埼 玉 | 文光堂書店・埼玉医科大学店 |
| | 大学書房・大宮店 |
| 千 葉 | 志学書店 |
| 東 京 | 文光堂書店・本郷店 |
| | 文光堂書店・外商部 |
| | 文光堂書店・日本医科大学店 |
| | 医学堂書店 |
| | 稲垣書店 |
| | 文進堂書店 |
| | 帝京ブックセンター（文進堂書店） |
| | 文光堂書店・板橋日大店 |
| | 文光堂書店・杏林大学医学部店 |
| 神奈川 | 鈴文堂 |

### 東海・甲信越地区

| | |
|---|---|
| 山 梨 | 明倫堂書店・甲府店 |
| 長 野 | 明倫堂書店 |
| 新 潟 | 考古堂書店 |
| | 考古堂書店・新潟大学医歯学総合病院店 |
| | 西村書店 |
| 静 岡 | ガリバー・浜松店 |
| 愛 知 | 大竹書店 |
| | ガリバー・名古屋営業所 |
| 三 重 | ワニコ書店 |

### 近畿地区

| | |
|---|---|
| 京 都 | 神陵文庫・京都営業所 |
| | ガリバー・京都店 |
| | 辻井書院 |
| 大 阪 | 神陵文庫・大阪支店 |
| | 神陵文庫・大阪サービスセンター |
| | 辻井書院・大阪歯科大学天満橋病院売店 |
| | 関西医書 |
| | 神陵文庫・大阪大学医学部病院店 |
| | 神陵文庫・大阪医科大学店 |
| | ワニコ書店 |
| | 辻井書院・大阪歯科大学楠葉学舎売店 |
| | 神陵文庫・大阪府立大学羽曳野キャンパス店 |
| 兵 庫 | 神陵文庫・本社 |
| 奈 良 | 奈良栗田書店・奈良県立医科大学店 |
| | 奈良栗田書店・外商部 |
| 和歌山 | 神陵文庫・和歌山営業所 |

### 中国・四国地区

| | |
|---|---|
| 島 根 | 島根井上書店 |
| 岡 山 | 泰山堂書店・鹿田本店 |
| | 神陵文庫・岡山営業所 |
| | 泰山堂書店・川崎医科大学店 |
| 広 島 | 井上書店 |
| | 神陵文庫・広島営業所 |
| 山 口 | 井上書店 |
| 徳 島 | 久米書店 |
| | 久米書店・医大前店 |

### 九州・沖縄地区

| | |
|---|---|
| 福 岡 | 九州神陵文庫・本社 |
| | 九州神陵文庫・福岡大学医学部店 |
| | 井上書店・小倉店 |
| | 九州神陵文庫・九州歯科大学店 |
| | 九州神陵文庫・久留米大学医学部店 |
| 熊 本 | 金龍堂・本荘店（外商） |
| | 金龍堂・まるぶん店 |
| | 九州神陵文庫・熊本出張所（外商） |
| | 九州神陵文庫・熊本大学医学部病院店 |
| 大 分 | 九州神陵文庫・大分営業所 |
| | 九州神陵文庫・大分大学医学部店 |
| 宮 崎 | 田中図書販売（外商） |
| | メディカル田中 |
| 鹿児島 | 九州神陵文庫・鹿児島営業所 |

＊医学書専門店の全店舗（本・支店, 営業所, 外商部）が認定店です。各書店へのアクセスは本協会ホームページから可能です。

2020.10作成

　日本医書出版協会では上記書店を医学書の専門店として認定しております。本協会認定証のある書店では，医学・看護書に関する専門的知識をもった経験豊かな係員が皆様のご購入に際して，ご相談やお問い合わせに応えさせていただきます。
　また正確で新しい情報を常にキャッチし，見やすい商品構成などにも心がけて皆様をお迎えいたします。医学書・看護書をご購入の際は，お気軽に，安心して認定店をご利用賜りますようご案内申し上げます。

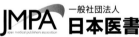

JMPA 一般社団法人 日本医書出版協会
japan medical publishers association
https://www.medbooks.or.jp/

〒113-0033
東京都文京区本郷5-1-13 KSビル7F
TEL (03)3818-0160　　FAX (03)3818-0159

*Monthly Book* *Derma.*

編集企画にあたって…

　高齢者の皮膚病変は加齢による皮膚の生物学的変化とともに，高齢者を取り巻く様々な環境への理解が必要になると感じています．皮膚は生体をくまなく包み込む巨大な臓器であるため，環境との接点も最大な臓器だからです．幸い，皮膚科医は熱傷や接触皮膚炎のように環境と皮膚の反応を重ね合わせて診療することに慣れています．そこに療養中の高齢者に接することが多い看護の視点を加えることで，高齢者の皮膚に起こった様々な変化を理論的に読み取り，適切な対応，すなわち扱い方ができると思います．

　本特集では高齢者の皮膚病変に関する実践的なノウハウに関して，診療の第一線で活躍する臨床経験豊かな皮膚科の先生方に執筆をお願いしました．加えて，高齢者看護の視点からも解説していただいています．採り上げたのは，いずれも日常診療で多く経験する疾患ですが，今までと違った視点を日常診療に与えていただけるものと確信しています．

　本特集の副題は，"スキン-テア，MDRPU，IAD まで"となっていますが，これらの用語の定義を明確に答えられる皮膚科医は少数ではないでしょうか．考えてみると，医療のどの分野においても新しい用語や概念は次々と出てきています．しかし，COVID-19 のように全く新しい感染症でもない限り，病態そのものは用語や概念が出る前から観察されていたことは確かです．よって，臨床医としては新しい用語や概念がどのような切り口で使われているかを理解することが重要だと思います．新しい用語や概念は，我々が気づかなかった新たな視点を提供してくれる一方で，病態の本質を見失うことは避けなければいけません．そのためには，新しい用語や概念を従来のものと比較して簡潔に理解したうえで，日常皮膚科診療でフィードバックしていくことが望ましいと考えています．

　また筆者は，スキン-テア，MDRPU，IAD などの概念が出てきた背景の 1 つとして，近年の医師以外の様々な医療関連専門職の普及や増加にあると感じています．実は様々な医療関連の専門職は種類や人員ともに，ここ 10〜15 年の間に飛躍的に増加しており，それらの職種の方にとって，皮膚病変は当然【目に触れる】わけです．しかし，彼ら彼女らと皮膚科医の接点は必ずしも多くない現状があります．皮膚科医以外の多くの医療者を巻き込んでいくためには，わかりやすいキーワードを入口にしつつも，皮膚科学の本質を大切にした診療が必要になると考えられ，いわばダブルスタンダードの対応が必要でしょう．

　ご承知の通り，我が国は急速に進む高齢化社会の渦中にあります．高齢化に伴い高齢者の皮膚病変へ対応できる皮膚科医への期待は大きくなっていると感じます．高齢者への皮膚疾患診療は単に病変の治癒だけではなく，介護者への影響や緩和ケアなど多面的です．現場では個々の高齢患者さんへの恩恵をもたらす包括的な皮膚科診療が求められており，本特集がその一助になれば幸いです．

2021 年 11 月

磯貝善蔵

# KEY WORDS INDEX

# WRITERS FILE
## ライターズファイル
(50音順)

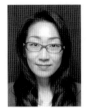

**新井 直子**
（あらい なおこ）

| | |
|---|---|
| 2000年 | 東海大学卒業<br>近畿大学医学部奈良病院 |
| 2005年 | 滋賀医科大学大学院医学系研究科看護学専攻修士課程修了 |
| 2006年 | 同大学医学部看護学科，助手 |
| 2007年 | 同，助教 |
| 2009年 | 同，講師 |
| 2010年 | 帝京大学医療技術学部看護学科，講師 |
| 2013年 | 愛知県立大学大学院看護学研究科看護学専攻博士後期課程修了 |
| 2016年 | 帝京大学医療技術学部看護学科，准教授 |
| 2021年 | 同，教授 |

**加納 宏行**
（かのう ひろゆき）

| | |
|---|---|
| 1988年 | 岐阜大学卒業 |
| 1992年 | 同大学大学院医学研究科(生化学)修了 |
| 1993年 | 米国バンダービルト大学ハワード・ヒューズ医学研究所，ポスドク |
| 1996年 | 岐阜大学皮膚科入局 |
| 1997年 | 大垣市民病院皮膚科 |
| 1999年 | 岐阜大学附属病院皮膚科 |
| 2001年 | 平野総合病院皮膚科，医長 |
| 2004年 | 土岐市立総合病院皮膚科，部長 |
| 2009年 | 岐阜大学附属病院皮膚科，講師 |
| 2011年 | 同大学皮膚病態学，准教授 |
| 2019年 | 岐阜市民病院皮膚科，部長 |

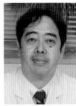

**牧野 輝彦**
（まきの てるひこ）

| | |
|---|---|
| 1996年 | 富山医科薬科大学卒業<br>同大学皮膚科入局 |
| 2002年 | 同大学大学院修了<br>同大学皮膚科，助手 |
| 2005年 | 米国スタンフォード大学皮膚科留学 |
| 2006年 | 富山大学皮膚科，講師 |
| 2011年 | 同，准教授 |

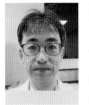

**磯貝 善蔵**
（いそがい ぜんぞう）

| | |
|---|---|
| 1991年 | 名古屋市立大学卒業 |
| 1996年 | 同大学大学院医学研究科博士課程修了<br>同大学皮膚科，助手 |
| 1998年 | 米国オレゴン州シュライナーズ病院研究部門，フェロー |
| 2001年 | 名古屋市立大学皮膚科，講師 |
| 2005年 | 国立長寿医療センター先端薬物療法科，医長 |
| 2015年 | 国立長寿医療研究センター先端診療部皮膚科，医長 |
| 2017年 | 同，部長 |
| 2021年 | 同センター，副院長 |

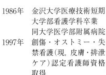

**紺家千津子**
（こんや ちづこ）

| | |
|---|---|
| 1986年 | 金沢大学医療技術短期大学部看護学科卒業<br>同大学医学部附属病院 |
| 1997年 | 創傷・オストミー・失禁看護(現，皮膚・排泄ケア)認定看護師資格取得 |
| 1998年 | 金沢大学保健学科，助手 |
| 2006年 | 同大学大学院医学系研究科保健学専攻看護学領域，助教授 |
| 2010年 | 金沢医科大学看護学部，教授 |
| 2019年 | 石川県立看護大学，教授 |

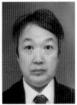

**丸山 隆児**
（まるやま りゅうじ）

| | |
|---|---|
| 1988年 | 東京医科歯科大学卒業<br>同大学皮膚科入局 |
| 1992年 | 同大学皮膚科，助手 |
| 1995年 | 同共同病院皮膚科，科長 |
| 1998年 | 中野総合病院皮膚科，部長 |
| 2006年 | まるやま皮膚科クリニック，院長 |

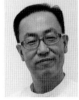

**岡田 克之**
（おかだ かつゆき）

| | |
|---|---|
| 1991年 | 群馬大学卒業 |
| 1992年 | 同大学皮膚科入局 |
| 1997年 | 同大学大学院博士課程修了<br>同大学皮膚科，助手 |
| 1998年 | 桐生厚生総合病院皮膚科，助手 |
| 2002年 | 同，診療部長 |
| 2019年 | 同病院，副院長 |
| 2021年 | 同病院，医療安全対策室長 |

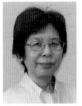

**春原 晶代**
（すのはら あきよ）

| | |
|---|---|
| 1984年 | 名古屋市立大学卒業<br>同大学皮膚科，臨床研修医 |
| 1987年 | 東市民病院(現，名古屋市立大学医学部付属東部医療センター)皮膚科 |
| 1990年 | 名古屋市立大学皮膚科，助手 |
| 1993年 | 臨港病院皮膚科，部長 |
| 2004年 | 聖霊病院皮膚科，部長 |
| 2020年 | 同病院，院長 |

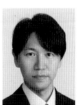

**茂木精一郎**
（もてぎ せいいちろう）

| | |
|---|---|
| 1999年 | 群馬大学卒業<br>同大学皮膚科入局 |
| 2004年 | 同大学大学院博士課程修了(生体調節研究所バイオシグナル分野所属)<br>東京大学病院形成外科 |
| 2006年 | 生体調節研究所COE研究員 |
| 2007~11年 | 米国国立衛生研究所(NIH)皮膚科 |
| 2017年 | 群馬大学皮膚科，准教授 |
| 2020年 | 同，教授 |

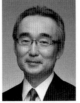

**袋 秀平**
（ふくろ しゅうへい）

| | |
|---|---|
| 1985年 | 東京医科歯科大学卒業 |
| 1986年 | 中野総合病院皮膚科，医員 |
| 1988年 | 東京医科歯科大学，助手 |
| 1993年 | 横須賀市立市民病院皮膚科，科長 |
| 1999年 | ふくろ皮膚科クリニック開設 |

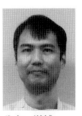

**八木 洋輔**
（やぎ ようすけ）

| | |
|---|---|
| 2005年 | 広島大学卒業<br>京都市立病院，研修医 |
| 2006年 | 京都大学，研修医 |
| 2007年 | 同大学皮膚科入局<br>天理よろづ相談所病院皮膚科，医員 |
| 2013年 | 京都大学大学院，修了<br>同大学皮膚科，助教 |
| 2014年 | 大阪赤十字病院皮膚科，医員 |
| 2018年 | 福井赤十字病院皮膚科，副部長 |
| 2021年 | 大阪赤十字病院皮膚科，副部長 |

# INDEX

*Monthly Book* ***Derma.*** No. 316／2021.12 ◆目次

# 知っておくべき高齢者の皮膚の扱い方ースキン-テア, MDRPU, IADまでー

◆編集企画／国立長寿医療研究センター副院長　磯貝　善蔵　　◆編集主幹／照井　正　　大山　学

カラーアトラス

# 爪の診療 実践ガイド

好評

改訂第2版

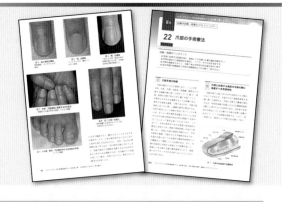

カラーアトラス
爪の診療実践ガイド
改訂第2版

編集 安木良博（佐賀記念病院/昭和大学）
田村敦志（伊勢崎市民病院）

全日本病院出版会

編集 安木良博（佐賀記念病院/昭和大学）
田村敦志（伊勢崎市民病院）

2021年6月発行　B5判　274頁
定価7,920円(本体7,200円＋税)

さらに詳しくはこちら！

## 大好評書籍の改訂版がボリュームアップして登場！

爪の解剖や年代別特徴などの基礎知識から、画像診断、各疾患の治療法まで多数の臨床写真をもとに詳説。
特に過彎曲爪の保存的治療、薬剤による爪障害、生検の仕方を含めた爪部の病理組織、麻酔・駆血法についての新項目を加え、各分野のエキスパートが初版から症例写真・文献・最新知見の追加等を行いました！基礎から実践まで徹底網羅した、爪診療に携わるすべての方必読の一書です！

全日本病院出版会
www.zenniti.com
〒113-0033 東京都文京区本郷 3-16-4
Tel：03-5689-5989
Fax：03-5689-8030

MB Derma, 316：1-6, 2021.

◆特集／知っておくべき高齢者の皮膚の扱い方―スキン-テア, MDRPU, IADまで―

# 高齢者の皮膚の脆弱性

牧野輝彦*

**Key words**：内因性老化(intrinsic aging), 外因性老化(extrinsic aging), 光老化(photoaging), 日光弾性線維症(solar elastosis), ステロイド外用薬(topical steroids)

**Abstract** 高齢者の皮膚は粗糙で乾燥し, シミやシワが目立つ. また外観のみならず, 様々な生理機能が低下する. 皮膚の乾燥と弾力性の低下により皮膚は脆弱化し, わずかな外力で容易に皮膚裂傷を生じる. 皮膚の老化には内因性老化と外因性老化がある. 内因性老化は遺伝的に規定されている老化であり, 表皮は菲薄化し, 角層の水分量は低下する. また真皮の膠原線維, 弾性線維も減少する. 外因性老化は内因性老化に長期間の紫外線曝露などの環境因子が加わった老化で, その1つである光老化では, 表皮は肥厚し, 真皮の膠原線維はさらに減少し, 日光弾性線維症がみられる. これらの変化により皮膚は脆弱化する. また, ステロイド外用薬の長期間の使用も皮膚の萎縮を促進させ, 皮膚の脆弱性を増強させる. 皮膚の老化機序を理解し適切な対策をとることは, 高齢者診療の質の向上において非常に重要である.

## はじめに

高齢者の皮膚は粗糙で乾燥し, シミやシワが目立つ. また, その外観のみならず, 細胞の再生能力や知覚, 柔軟性, 免疫応答, 発汗機能など様々な生理機能が低下する. 特に皮膚の乾燥と弾力性の低下は皮膚を脆弱化させ, わずかな外力でも容易に皮膚裂傷が生じる[1]. このような加齢に伴い皮膚が脆弱した状態を「スキンフレイル(図1-a)」と, 摩擦やずれによって生じる真皮深層までの損傷を「スキン-テア(図1-b)」と呼ぶ.

皮膚の老化には, 遺伝的に規定された老化である内因性老化(intrinsic aging, chronological aging)と, 内因性老化に紫外線曝露や喫煙などの環境因子が加わる外因性老化(extrinsic aging)がある[2]. 内因性老化, 外因性老化ともミトコンド

リア由来の活性酸素種(reactive oxygen species；ROS)による酸化的損傷が細胞老化の主たる要因とされているが[3], 両者には臨床的, 病理組織学的に様々な違いがある. また, 副腎皮質ステロイド薬をはじめとする薬剤の長期使用が皮膚に様々な影響を及ぼすことも知られている.

本稿では, 内因性老化と外因性老化の1つである光老化における表皮および真皮の変化とステロイド外用薬の長期使用が皮膚に及ぼす影響の観点から, 高齢者皮膚の脆弱性について解説する.

## 内因性老化による皮膚の変化

内因性老化は遺伝的素因, 代謝・内分泌機能, 神経機能, 免疫能など生体の内部環境の経年変化が反映されたもので, 主として体幹など非露出部皮膚にみられる. 内因性老化皮膚は乾燥・菲薄化し, 皮膚の弾力性が低下している. 浅く細かいシワがみられるが, シミは比較的少なく色調は淡色である(図2).

* Teruhiko MAKINO, 〒930-0194 富山市杉谷2630 富山大学学術研究部医学系皮膚科学, 准教授

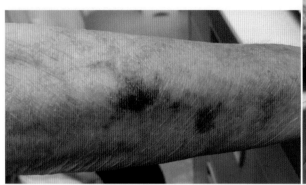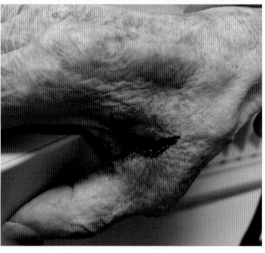

**図 1**. 高齢者の脆弱化した皮膚

a｜b

a：スキンフレイル．加齢に伴い皮膚の脆弱化が高まった状態．皮膚の萎縮や皮下出血が目立つ．

b：スキン-テア．摩擦やずれによって生じる真皮深層までの損傷

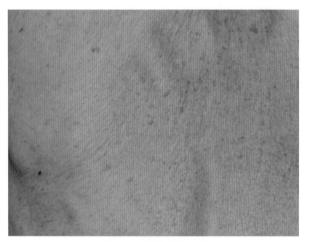

**図 2**. 内因性老化皮膚

80 歳代，男性．背部皮膚．乾燥・菲薄化し，浅く細かいシワがみられる．

## 1．表皮の変化

　加齢に伴い表皮角化細胞の増殖能が低下するため表皮は菲薄化し，若年者の 10〜50％ほどの厚さになる．さらに，表皮突起が平坦化するため表皮-真皮間の結合が弱まり，表皮剥離のリスクが高まる[4]．一方，表皮角化細胞が基底層から角層に至るまでに要する期間は，成年皮膚の約 28 日と比較し，老化皮膚では 40〜60 日と延長している．その結果，細胞が角層に長期間とどまるため，表皮は菲薄化するものの角層は厚くなる[5)6)]．肥厚した角層は外界からの異物の侵入を防ぎ，かつ皮膚表面

からの水分蒸散を防ぐため，皮膚のバリア機能は減弱していない[7]．しかし，皮膚バリア機能の減弱はないにもかかわらず，内因性老化皮膚における角層内水分量は低下している[8]．これは，加齢によるフィラグリン由来の天然保湿因子のような水分保持力の強いアミノ酸の減少[9]，表皮のスフィンゴミエリナーゼやセラミドシンターゼの活性の低下による角層間脂質層の低形成，トリグリセリド，セラミドなど層板顆粒から分泌される脂質の減少などによると考えられている[10]．また，加齢とともに汗腺の萎縮，脂腺の減少もあり，これも皮膚の乾燥に関与していると思われる．

　皮膚の乾燥の長期間の持続は，皮膚の柔軟性の低下をきたすとともに真皮に存在する神経線維の表皮内への伸長を促進し，痒みに対して過敏な状態になる．さらに乾燥が顕著になる冬期には，掻破により皮脂欠乏性湿疹を生じ，皮膚バリアの破壊やさらなる痒みの誘発という悪循環に陥るため，保湿剤の使用などによる乾燥対策は重要である．

## 2．真皮の変化

　内因性老化に伴う真皮の変化として膠原線維および弾性線維の減少が知られており，これによりたるみやシワを生じ，さらに皮膚の弾力性の低下とも関連する[1]．

　真皮に存在にする膠原線維は，線維芽細胞より

産生されるⅠ型プロコラーゲン(細網線維ではⅢ
型プロコラーゲン)の三量体(三重らせん構造)が
糖付加，ペプチド修飾を経てトロポコラーゲンと
なり，これが架橋・重合され形成される．老化皮
膚では線維芽細胞数が減少しており，線維芽細胞
からのプロコラーゲン産生も低下している[4]．さ
らに matrix metalloproteinase(MMP)の発現亢
進，tissue inhibitor of metalloproteinase(TIMP)-1
の発現低下により膠原線維など細胞外基質の分
解が亢進する．これには ROS の長期間曝露によ
り誘導される cysteine-rich protein 61(CNN1)が
関与しており，CNN1 が transforming growth
factor(TGF)-β の発現を抑制し，MMP の発現を
誘導することにより生じる．この CNN1 の作用は
内因性老化だけでなく，光老化の病態にも関与し
ている[11]．真皮の膠原線維は皮膚の強度を保ち，
外力に対する防御の役割を担っているため，加齢
による膠原線維の減少により皮膚は脆弱化する．

　弾性線維は皮膚の弾性を担っており，フィブリ
リン-1，-2 よりなるミクロフィブリルにエラスチ
ンが沈着し，リシルオキシゲナーゼにより架橋さ
れることにより形成される[12]．さらにエラスチン
とミクロフィブリルの結合部に介在するフィブリ
ン-5 や latent TGF-β-binding protein(LTBP)-4
も弾性線維の形成に重要な役割を担ってい
る[13)14]．弾性線維はターンオーバーが極めて遅く，
成長期以降はほとんど再生されないとされる．内
因性老化皮膚ではエラスチンの産生が減少し，分
解が亢進する．さらに，LTBP-4 やフィブリン-5
など弾性線維の形成に関与している蛋白質の発現
も低下するため，弾性線維は減少する[15]．このよ
うな弾性線維の減少は，シワの形成に関連すると
ともに皮膚の弾力性の低下をきたす．

## 光老化における皮膚の変化

　顔面，項部，手背などの露出部では内因性老化
皮膚と異なりシワが深く著明になり，色調は黄褐
色調で，シミが散見される(図3)．皮膚は肥厚し
弾力性は消失している．さらに脂漏性角化症など

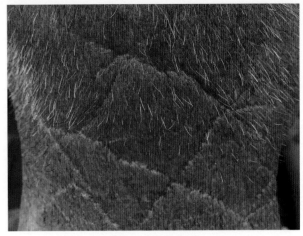

**図 3**. 光老化皮膚
80 歳代，男性．項部菱形皮膚．色素沈着と
深いシワが著明である．

の良性腫瘍や日光角化症，基底細胞癌，悪性黒色
腫などの悪性腫瘍もしばしばみられる．これらの
変化は外因性老化と呼ばれ，主に長年の紫外線曝
露によることから光老化(photoaging)と呼ばれ
る．紫外線曝露によって発生した ROS が炎症反
応や酸化ストレスを増強し，また，TGF-β 受容体
などからのサイトカインシグナルを抑制するた
め，膠原線維の変性・産生抑制や弾性線維，プロ
テオグリカンの変性などを生じる．紫外線 B 波
(UVB)は角層から表皮までで約 90％ が吸収され
るが，紫外線 A 波(UVA)は 20〜30％ が真皮の深
層まで到達するため，光老化の表皮の変化は主に
UVB に，真皮の変化は主に UVA による．また，
外因性老化には紫外線以外にも赤外線や乾燥，寒
冷，温熱，大気汚染，機械的刺激，たばこなどが
関与することも知られている[16]．

### 1．表皮の変化

　光老化皮膚では内因性老化皮膚と異なり表皮の
肥厚と不規則な萎縮がみられ，角層の均質化と顆
粒層の肥厚がみられる．内因性老化皮膚では表皮
角化細胞の極性は保たれているが，光老化皮膚で
は細胞の極性が乱れ，大きさも不均一となり，と
きに異型性や壊死性変化などもみられる．色素細
胞数の増加と異型性もみられ，表皮メラニンは増
加する．ランゲルハンス細胞は減少し，基底膜の
破壊・多層化・断裂がみられる[17]．

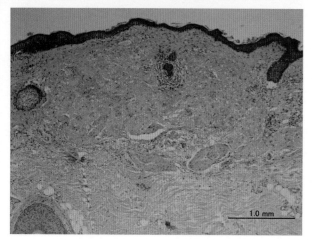

**図 4.** 日光弾性線維症
病理組織像. 真皮上層に好塩基性に染色される
無構造物質が沈着している.

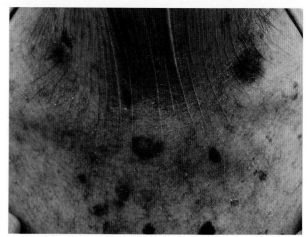

**図 5.** ステロイド外用薬による皮膚の萎縮
70 歳代, 女性. 前胸部. 尋常性乾癬に対して
very strong クラスのステロイド外用薬を長期間
使用していた.

### 2. 真皮の変化

光老化皮膚の真皮では膠原線維と細胞外基質が変性・減少し, Ⅰ型プロコラーゲン, Ⅲ型プロコラーゲンの産生は内因性老化以上に減少する[18]. 真皮浅層には日光弾性線維症(solar elastosis)と呼ばれる好塩基性に染色される無構造物質の沈着がみられる(図4). この無構造物質は紫外線により発現が亢進するものの, 正常な弾性線維の形成ができなかったエラスチンの異常沈着である. また, 日光弾性線維症ではエラスチンの advanced glycation end product(AGE)化[19]や, ラセミ化[20]によるエラスチンの分解低下の関与も報告されている. 興味深いことに, 日光弾性線維症皮膚ではフィブリリン-1 など多くの弾性線維形成に関連する蛋白質の発現が亢進しているにもかかわらず, LTBP-4 の発現はみられず, LTBP-4 の欠失も正常な弾性線維が形成されない理由の1つであるかもしれない[15]. 膠原線維の著明な減少や日光弾性線維症などの真皮の変化は, 皮膚の剛性や弾力性を著しく低下させる.

### ステロイド外用薬の老化皮膚への影響

ステロイド外用薬の皮膚疾患への使用は, 1952年にアトピー性皮膚炎などに対する酢酸コルチゾンの外用の有効性が報告されたことに始まり[21], 現在でもステロイド外用薬は最も使用頻度が高い薬剤の1つである.

副腎皮質ステロイド薬は様々な全身性の副作用を起こし得るが, ステロイド外用薬はアンテドラック(ステロイドの成分が血中移行した後, 速やかに分解されるように設計された薬剤)の開発・使用などにより, 全身性の副作用のリスクは極めて低いと考えられる. 一方, 外用部位における副作用はステロイドの効果の強さに依存して生じるため, 注意が必要である. ステロイド外用薬の副作用には, ① アレルギー機序により生じる接触皮膚炎, ② ステロイドの生物学的作用である, 細胞の増殖抑制・線維新生抑制に基づくもの, ③ ホルモン作用に基づくもの, ④ 免疫抑制作用に基づくものなどがある[22]. ステロイド外用薬を長期間使用していた部位において, 表皮角化細胞の増殖抑制や線維芽細胞からの線維新生抑制の作用が顕著になってきた場合, 表皮および真皮は菲薄化, 脆弱化し, 軽微な打撲によりスキン-テアを生じやすくなる(図5). この作用は, 成人よりも小児や老人で生じやすいことが知られている. しかし, このようなステロイド外用薬による副作用は, その薬剤の特徴を十分に理解して適正に使用することで最小限に抑えることが可能である. 同一の強さのステロイド外用薬を漫然と使用するのではなく, 使用部位や皮膚症状に合わせた薬剤の選択が重要である. また, アトピー性皮膚炎患者

ではタクロリムス軟膏やデルゴシチニブ軟膏な
ど，皮膚萎縮をきたしにくい薬剤を活用していく
ことも有用と思われる．

### おわりに

本稿では内因性老化，外因性老化（光老化）でみ
られる皮膚の変化と，さらにステロイド外用薬の
皮膚への影響について解説した．内因性老化に関
しては，その機序から確実な予防は困難である
が，皮膚の清潔の維持や保湿剤によるスキンケア
の継続は重要である．一方，光老化は帽子や日傘，
サンスクリーン剤の使用を小児期から生涯を通じ
て紫外線防御を行うことで，予防が可能である．
さらにステロイド外用薬の適切な使用も皮膚の脆
弱化の抑制上，重要である．このような患者指導
を適切に行い，皮膚を保護し損傷のリスクを軽減
させることは高齢者診療の質の向上において非常
に有用である．

### 文 献

1）Kaya G, Saurat JH：Dermatoporosis：a chronic cutaneous insufficiency/fragility syndrome. Clinicopathological features, mechanisms, prevention and potential treatments. *Dermatology*, **215**：284-294, 2007.

2）Farage MA, Miller KW, Elsner P, et al：Intrinsic and extrinsic factors in skin ageing：a review. *Int J Cosmet Sci*, **30**：87-95, 2008.

3）Bowman A, Birch-Machin MA：Age-Dependent Decrease of Mitochondrial Complex II Activity in Human Skin Fibroblasts. *J Invest Dermatol*, **136**：912-919, 2016.

4）上出良一：高齢者の皮膚の性状・皮膚の老化予防．*Geriatr Med*, **50**：791-795, 2012.

5）川田 暁：皮膚老化のメカニズム（総説）．皮膚病診療, **30**：4-9, 2008.

6）Grove GL, Kligman AM：Age-associated changes in human epidermal cell renewal. *J Gerontol*, **38**：137-142, 1983.

7）Tagami H：Functional characteristics of aged skin. *Acta Dermatol Kyoto*, **66**：19-21, 1972.

8）Luebberding S, Krueger N, Kerscher M：Age-related changes in skin barrier function-quantitative evaluation of 150 female subjects. *Int J Cosmet Sci*, **35**：183-190, 2013.

9）Tezuka T, Qing J, Saheki M, et al：Terminal differentiation of facial epidermis of the aged：immunohistochemical studies. *Dermatology*, **188**：21-24, 1994.

10）Jensen JM, Förl M, Winoto-Morbach S, et al：Acid and neutral sphingomyelinase, ceramide synthase, and acid ceramidase activities in cutaneous aging. *Exp Dermatol*, **14**：609-618, 2005.

11）Quan T, Fisher GJ：Role of Age-Associated Alterations of the Dermal Extracellular Matrix Microenvironment in Human Skin Aging：A Mini-Review. *Gerontology*, **61**：427-434, 2015.

12）Rosenbloom J, Abrams WR, Mecham R：Extracellular matrix 4：the elastic fiber. *FASEB J*, **7**：1208-1218, 1993.

13）Hirai M, Ohbayashi T, Horiguchi M, et al：Fibulin-5/DANCE has an elastogenic organizer activity that is abrogated by proteolytic cleavage *in vivo*. *J Cell Biol*, **176**：1061-1071, 2007.

14）Noda K, Dabovic B, Takagi K, et al：Latent TGF-$\beta$ binding protein 4 promotes elastic fiber assembly by interacting with fibulin-5. *Proc Natl Acad Sci U S A*, **110**：2852-2857, 2013.

15）Makino T, Kagoyama K, Murabe C, et al：Association of Development of Solar Elastosis with Increased Expression of Fibrillin-1, LTBP-2 and Fibulin-4 in Combination with Decreased Expression of LTBP-4. *Acta Derm Venereol*, **101**：adv00372, 2021.

16）森田明理：光老化とは．皮膚臨床, **60**：901-908, 2018.

17）Kligman AM：Early destructive effect of sunlight on human skin. *JAMA*, **210**：2377-2380, 1969.

18）Naylor EC, Watson RE, Sherratt MJ：Molecular aspects of skin ageing. *Maturitas*, **69**：249-256, 2011.

19）Yoshinaga E, Kawada A, Ono K, et al：N($\varepsilon$)-(carboxymethyl)lysine modification of elastin alters its biological properties：implications for the accumulation of abnormal elastic fibers in actinic elastosis. *J Invest Dermatol*, **132**：315-323, 2012.

20) Fujii N, Tajima S, Tanaka N, et al : The presence of D-beta-aspartic acid-containing peptides in elastic fibers of sun-damaged skin : a potent marker for ultraviolet-induced skin aging. *Biochem Biophys Res Commun*, **294** : 1047-1051, 2002.

21) Goldman L, Thompson RG, Trice ER : Cortisone acetate in skin disease ; local effect in the skin from topical application and local injection. *AMA Arch Derm Syphilol*, **65** : 177-186, 1952.

22) Schöpf E : Adverse effects of external corticosteroid therapy. *Hautarzt*, **23** : 295-301, 1972.

MB Derma, 316 : 7-13, 2021.

◆特集／知っておくべき高齢者の皮膚の扱い方—スキン-テア, MDRPU, IADまで—

# スキン-テアと MDRPU

紺家千津子*

**Key words**：スキン-テア(skin tear), 医療関連機器圧迫創傷(medical device related pressure ulcer；MDRPU), リスクアセスメント(risk assessment), 予防と管理(prevention and management), STAR 分類システム(Skin Tear Audit Research classification system)

**Abstract** スキン-テアと MDRPU は，摩擦・ずれや圧迫によって生じる創傷である．特徴としては，高齢者に発生しやすく，医療従事者の行動が発生に直結する可能性がある．創傷が発生すると，患者には新たな苦痛が生じ，医療従事者は予防できなかったことに罪悪感を抱く．そのような両者の苦痛をなくすためにも，医療従事者の誰もが，これらの創傷の予防と管理の方法について理解することが必須といえる．加えて，発生したときには医療安全委員会などと連携し，発生に至った経緯を確認し，施設内の発生予防の重要な情報として活用していく取り組みも重要である．

## はじめに

近年まで，発生した創傷の種類を医療従事者が診療録などに記録する際に，躊躇する創傷があった．それは，スキン-テア(skin tear)と MDRPU (medical device related pressure ulcer：医療関連機器圧迫創傷)である．これらの創傷の特徴としては，高齢者に発生しやすく，医療従事者の行動が発生に直結する可能性があり，かつ予防と管理方法について掲載されている「ベストプラクティス」が刊行されていることである．したがって，医療従事者はこれらの創傷の発生に関与しないためにも，予防と管理方法の理解が不可欠といえる．本稿では，特に高齢者において留意すべきスキン-テアと MDRPU の予防・管理方法について述べる．

## スキン-テア

日本創傷・オストミー・失禁管理学会の学術教育委員会(オストミー・スキンケア担当)が，スキ

ン-テアの文献検討や全国調査を実施し，スキン-テアの定義や予防と管理方法についてのベストプラクティス案を作成した．その後，会員にパブリックコメントを求め，案を再検討して「ベストプラクティス スキン-テア(皮膚裂傷)の予防と管理」[1]を発刊した．このベストプラクティスに基づき，以下に述べる．

### 1．スキン-テアの定義

スキン-テアは，「摩擦・ずれによって，皮膚が裂けて生じる真皮深層までの損傷(部分層損傷)[1]」と定義されている．スキン-テアは直訳すると皮膚裂傷であるが，傷病名の裂傷とは異なる．裂傷は摩擦やずれなどによって生じるが，損傷は真皮にとどまらず，皮下組織や筋にまで達する場合がある．我が国では裂傷と区別するために，世界で通じるスキン-テアという用語を用いている．

スキン-テアと誤認しやすい創傷に，摩擦・ずれ以外に「持続する圧迫」が加わって生じる褥瘡や，失禁によって起こるIAD(incontinence associated dermatitis：失禁関連皮膚炎)がある．これらの創傷の可能性に留意しつつ鑑別する必要がある．

\* Chizuko KONYA, 〒929-1210 かほく市学園台 1-1 石川県立看護大学成人看護学領域，教授

表 1. リスクアセスメント項目

| 第1段階 | スキン-テアの保有と既往 | | |
|---|---|---|---|
| | ●スキン-テアの既往は，星状や線状の特徴的な瘢痕でも確認可能 | | |

| 第2段階 | 個体要因 | | |
|---|---|---|---|
| | **全身状態** | | **皮膚状態** |
| | ●加齢(75歳以上)<br>●治療(長期ステロイド薬使用，抗凝固薬使用)<br>●低活動性<br>●過度な日光曝露歴(屋外作業・レジャー歴)<br>●抗がん剤・分子標的治療歴<br>●放射線治療歴<br>●透析治療歴<br>●低栄養状態(脱水含む)<br>●認知機能低下 | | ●乾燥・鱗屑<br>●紫斑<br>●浮腫<br>●水疱<br>●ティッシュペーパー様(皮膚が白くカサカサして薄い状態) |
| | 外力発生要因 | | |
| | **患者行動** | | **管理状況** |
| | ●痙攣・不随意運動<br>●不穏行動<br>●物にぶつかる(ベッド柵，車椅子など) | | ●体位変換・移動介助(車椅子，ストレッチャーなど)<br>●入浴・清拭等の清潔ケアの介助<br>●更衣の介助<br>●医療用テープの貼付<br>●器具(抑制具，医療用リストバンドなど)の使用<br>●リハビリテーションの実施 |

## 2．スキン-テアのリスクアセスメント

予防のためには，まず発生リスクがあるかのアセスメントが必要である．アセスメントの方法[1]は，2段階でハイリスク患者に該当するか否かを判断する．第1段階は「スキン-テアの保有と既往」，第2段階は「個体要因」と「外力発生要因」である(表1)．

第1段階の「スキン-テアの保有と既往」は，保有については観察によって確認できる．しかし，既往は患者，家族が記憶を亡失していることが多い．そのため，スキン-テア治癒後の星状や線状の特徴的な瘢痕の有無で確認をする．この「スキン-テアの保有と既往」に該当すれば，ハイリスク患者として再発の予防ケアを開始する．該当しなければ，第2段階に進む．

この第1段階のアセスメントは，褥瘡管理においても重要視されている．ブレーデンスケールの合計点がスキン-テアの発生要因になるという報告より[2]，2018年度の診療報酬改定により入院基本料の届出の際に用いる「褥瘡に関する危険因子の評価」に「スキン-テアの保有，既往」と明示され

ている．したがって，全入院患者にはこのアセスメントが必須になっているといえる．

第2段階の「個体要因」は，全身状態9項目と皮膚状態5項目からなる．全14項目中1項目でも該当すれば，「外力発生要因」のアセスメントを行う．外力発生要因は，患者行動3項目と管理状況6項目からなる．全9項目中1項目でも該当すれば，スキン-テアのハイリスク患者として発生の予防ケアを開始する．これらの要因は，老化や治療などによる皮膚の脆弱化と，患者自身の外力防御能やケアによる摩擦・ずれの外力発生状況についてアセスメントする項目からなっているといえる．

## 3．スキン-テアの予防方法

予防には，発生原因である摩擦・ずれを予防する「外力保護ケア」，健常な皮膚を保つための「栄養管理」と「スキンケア」に加え，これらのケアを継続して実施するために「医療・介護メンバー，患者と家族への教育」が重要である．

### a）外力保護ケア

医療従事者自身の留意点としては，まず患者の

姿勢を整える際に，上肢などをつかむ，もしくは握るとスキン-テアが容易に発生するため，下から支えるようにする．

次に，処置に用いる医療用テープの剥離時にスキン-テアが発生しやすいため，留意する．対策としては，まず医療用テープ以外に包帯などの固定方法を検討する．医療用テープを用いる際には，角質層剥離の少ない低剥離刺激性のシリコーン系などの粘着剤を選択する．あるいは，医療用テープは皮膚被膜剤を使用してから貼付し，粘着剥離剤を用いて剥離する．

加えて，患者の療養の場の安全を確保するために，ベッド柵には接触時の外力の低減と，柵の隙間から手足が出ないようにカバーを装着する．寝衣を選択する際には，上肢保護のために長袖，アームカバーを，下肢は長ズボン，レッグカバーを着用し，家具などの接触によるスキン-テアを予防する．

### b）栄養管理

栄養管理では，まず栄養状態と脱水の有無を評価する．特に高齢者は，蛋白質・エネルギー低栄養状態（PEM）となっていることも多いため，疾患を考慮したうえで高エネルギー，高蛋白質のサプリメントによる補給を検討する．さらに，高齢者は脱水になりやすいため，口渇以外の症状や水分摂取量の確認も必要である．

### c）スキンケア

保湿剤を1日2回塗布するとスキン-テアの発生率が半減した[3]という報告より，スキンケアの基本は保湿であるといえる．保湿剤は，塗布時の外力を低減するために伸びのよいローションタイプなどを選択する．入浴時には，弱酸性の洗浄剤，あるいは保湿剤配合の洗浄剤を選択し，泡で優しく手のひらで洗い，高温の浴槽や高圧のシャワーの使用は避ける．入浴後には，速やかに保湿ケアを行う．加えて，皮膚は環境の影響を受けるため，室内の温湿度を調整し，皮膚の乾燥を予防する．

### d）医療・介護メンバー，患者と家族への教育

予防ケアを継続するためには，医療・介護メンバーだけでなく，患者本人と家族に対してもスキン-テアとは何か，発生場面と予防方法についての教育をする必要がある．在宅や介護施設などでは，スキン-テア発生直後の診療は受けにくい．そのため，ドラッグストアでも購入可能な白色ワセリンや非固着性のガーゼを用い，固定には医療用テープではなく包帯などを用いるといった初期処置方法についての教育は重要である．

### 4．スキン-テア発生後の管理

創傷の管理は，下記の6つの手順で行う．

#### a）止 血

必要時には，圧迫止血をする．

#### b）洗 浄

汚れや血腫を取り除くために，微温湯で洗浄する．微温湯で疼痛が惹起される場合には，温かい生理食塩水を用いる．

#### c）皮弁があれば元の位置に戻す

皮弁を戻す処置の際には，創面の自由神経終末が刺激されて疼痛を伴うため，事前にそのことを説明してから実施する．この処置により皮弁が生着すると上皮化する面積を減らせるため，創治癒期間の短縮が期待でき，かつ疼痛の軽減がはかれる．皮弁が乾燥しているときは，生理食塩水を染み込ませたガーゼを皮弁部に15分程度貼付してから元に戻す．

#### d）STAR分類システムで評価

スキン-テアの創の観察には，STAR（Skin Tear Audit Research）分類システム[1]を用いる（図1）．これでスキン-テアを評価すると，「皮弁の状態」と「皮膚と皮弁の色」によって5つに分類できる．

#### e）創傷被覆材の選択と貼付

STAR分類システムのカテゴリーは，処置方法を選定する際のガイドとなり得る．

カテゴリー1と2では戻した皮弁がずれないように，シリコーンゲルメッシュドレッシング，多孔性シリコーンゲルシート，ポリウレタンフォーム／ソフトシリコーンを使用する．不透明な創傷被覆材を用いた場合には，皮弁の生着を妨げない剥離の方向をドレッシング材に記入しておく（図2）．

# 日本語版STAR スキンテア分類システム

## STAR スキンテア分類システムガイドライン
1. プロトコルに従い，出血のコントロールおよび創洗浄を行う．
2. （可能であれば）皮膚または皮弁を元の位置に戻す．
3. 組織欠損の程度および皮膚または皮弁の色をSTAR分類システムを用いて評価する．
4. 周囲皮膚の脆弱性，腫脹，変色または打撲傷について状況を評価する．
5. 個人，創傷，およびその治癒環境について，プロトコル通り評価する．
6. 皮膚または皮弁の色が蒼白，薄黒い，または黒ずんでいる場合は，24から48時間以内または最初のドレッシング交換時に再評価する．

### STAR 分類システム

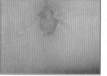 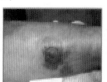 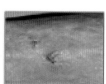 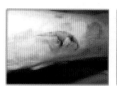 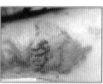

| カテゴリー1a | カテゴリー1b | カテゴリー2a | カテゴリー2b | カテゴリー3 |
|---|---|---|---|---|
| 創縁を（過度に伸展させることなく）正常な解剖学的位置に戻すことができ，皮膚または皮弁の色が蒼白でない，薄黒くない，または黒ずんでいないスキンテア． | 創縁を（過度に伸展させることなく）正常な解剖学的位置に戻すことができ，皮膚または皮弁の色が蒼白，薄黒い，または黒ずんでいるスキンテア． | 創縁を正常な解剖学的位置に戻すことができず，皮膚または皮弁の色が蒼白でない，薄黒くない，または黒ずんでいないスキンテア． | 創縁を正常な解剖学的位置に戻すことができず，皮膚または皮弁の色が蒼白，薄黒い，または黒ずんでいるスキンテア． | 皮弁が完全に欠損しているスキンテア． |

Skin Tear Audit Research(STAR)．Silver Chain Nursing Association and School of Nursing and midwifery，Curtin University of Technology．Revised 4/2/2010.

**図 1.** STAR スキンテア分類システム（文献 1 より転載）

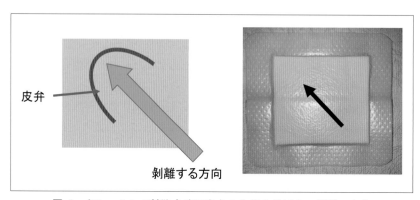

皮弁

剥離する方向

**図 2.** ドレッシング材除去時に皮弁の生着を妨げない剥離の方向
写真のように剥離の好ましい方向をドレッシング材に矢印で示す．

なお，これらのドレッシング材は，全カテゴリーで使用可能である．

カテゴリー 1a，2a に限っては，皮膚接合用テープによる固定も可能である．ただし，皮膚接合用テープによるスキン-テア発生の可能性もあるため留意する．

カテゴリー 3 では，創面保護効果の高い油脂性基剤の軟膏やトラフェルミンに，非固着性のガーゼなどで被覆することもできる．

**f）疼痛の確認**

疼痛の程度と生じるタイミングを確認し，疼痛の原因である創面の自由神経終末が刺激されない

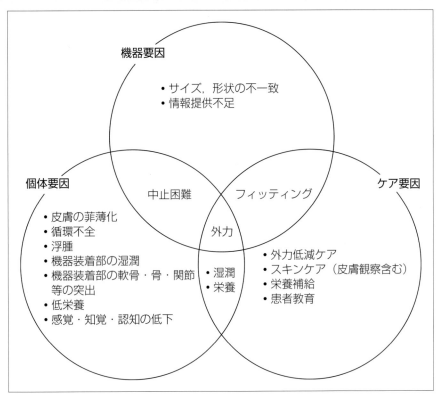

図 3. MDRPU 発生概念図（文献 4 より転載）

対策を検討する.

## MDRPU

日本褥瘡学会の学術委員会は，MDRPU に関して文献とエキスパートオピニオンを基に検討し，コンセンサスシンポジウムなどにより合意形成をはかった．その過程において，MDRPU の定義，発生概念図，予防・管理フローチャートなどを確定させ，「ベストプラクティス 医療関連機器圧迫創傷の予防と管理」[4] を発刊した．このベストプラクティスに基づき，以下に述べる.

### 1．MDRPU の定義

MDRPU については，「医療関連機器による圧迫で生じる皮膚ないし下床の組織損傷であり，厳密には従来の褥瘡すなわち自重関連褥瘡と区別されるが，ともに圧迫創傷であり広い意味では褥瘡の範疇に属する．なお，尿道，消化管，気道等の粘膜に発生する創傷は含めない．」[4] と定義されている.

MDRPU の日本語表記については，直訳すると医療機器関連圧迫創傷となる．しかし，医療機器は医薬品医療機器等法で明確に定義されており，手作りのシーネや抑制帯などは含まれていない．そのため，医療関連機器圧迫創傷と表記されている.

### 2．MDRPU のリスクアセスメント

MDRPU は，「機器要因」，「個体要因」，「ケア要因」の 3 つの発生要因からなる発生概念図がある（図 3）．従来の自重関連褥瘡の概念図と比べて MDRPU の概念図[4] では，「環境・ケア要因」が「ケア要因」に変わり，「機器要因」が新たに追加されている．要因が新たに加わったことで，機器要因とケア要因が関与する「フィッティング」，機器要因と個体要因が関与する「中止困難」という新たな危険因子が加わっている．これら 15 の危険因子の有無でリスクをアセスメントする.

日本褥瘡学会では，全施設の創傷発生に関与した上位 3 つの医療関連機器は，医療用弾性ストッキング，NPPV フェイスマスク，ギプス・シーネであった[5] としており，特にこれらを使用する際には注意が必要といえる.

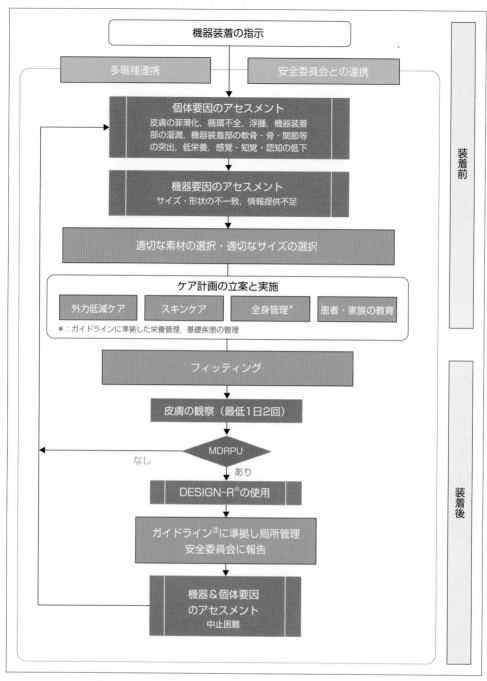

**図 4.** MDRPU 予防・管理フローチャート（文献 4 より転載）

## 3．MDRPU の予防方法

MDRPU には予防・管理フローチャート[4]があり，医療関連機器の装着指示があったときから装着後，さらに MDRPU 発生後までを網羅している．また，多職種と安全委員会の連携のなかで予防・管理を実践していくフロー図となっている（図4）.

予防ケアについては，装着前には個体要因と機器要因のリスクアセスメントをする．次に，適切な医療関連機器を選択するために身体計測や情報収集を行い，個体要因と機器要因で該当した危険因子のリスクを取り除く，あるいはリスクを下げるケア計画を立案する．ケア計画の視点は，外力低減ケア，スキンケア，全身管理，患者・家族の

教育の4つである.

**a）外力低減ケア**

まず，装着する医療関連機器の選択が重要である．できるだけ柔軟性に富む材質のものを選択し，ずれが生じないようサイズも確認する．フィッティングをして，皮膚への接触の状況を確認する．さらに，操作書がある場合には必ず禁忌事項や留意点を確認し，装着の適応の可否も検討する．

医療関連機器を選択しても接触部位にずれや圧迫が起こる場合には，予防のために医療関連機器と皮膚の間にドレッシング材やスポンジなどを貼付し，外力の緩衝をはかることも考慮する．

**b）スキンケア**

最重要ポイントは，最低1日2回は医療関連機器の装着部とその周囲皮膚を観察して圧迫徴候を確認することである．加えて，皮膚が乾燥や湿潤していると損傷しやすいため，皮膚を清潔に適度な潤いを保つように保湿する．

**c）全身管理**

基礎疾患を含め全身状態を管理し，装着している医療関連機器すべてについての要・不要の検討が重要である．また，皮膚の耐久性もMDRPUの発生に関与するため，必要時には栄養状態を整えることも重要である．

**d）患者・家族の教育**

患者は，MDRPUの発生の可能性を理解していないと，医療関連機器の装着部位に疼痛を認めても治療に伴うものと思い，医療従事者に伝えないことがある．したがって，医療関連機器を装着するときには，患者と家族にもMDRPUとは何か，装着する物ごとに注意すべき症状や，それ以外の症状も医療従事者に告げるよう教育する必要がある．

**4．MDRPU 発生後の管理**

MDRPUの発生を認めた場合，創の評価には2020年に改定されたDESIGN-R® 2020を用い，局所管理を開始する．さらに，装着していた医療関連機器の中止が可能かを検討し，中止困難な場合には装着前の個体要因のアセスメントに戻り管理を継続する．

## おわりに

医療やケア場面では，様々な外力が皮膚に生じる．したがって，予期せずとも患者にスキン-テアやMDRPUを発生させる可能性がある．創傷が発生すると，患者には新たな苦痛が生じ，医療従事者は予防できなかったことに罪悪感を抱く．そのような両者の苦痛をなくすためにも，全医療従事者がこれらの創傷の予防と管理についての方法を理解し，予防することが必須といえる．加えて，発生したときには医療安全委員会などと連携して発生に至った経緯を確認し，施設内の発生予防の重要な情報として活用していく取り組みも重要である．

**文　献**

1) 日本創傷・オストミー・失禁管理学会：ベストプラクティス スキン-テア（皮膚裂傷）の予防と管理，照林社，2015.
2) Sanada H, Nakagami G, Koyano Y, et al：Incidence of skin tears in the extremities among elderly patients at a long-term medical facility in Japan：a prospective cohort study. *Geriatr Gerontol Int*, 15：1058-1063, 2015.
3) Carville K, Leslie G, Osseiran-Moisson R, et al：The effectiveness of a twice-daily skin-moisturising regimen for reducing the incidence of skin tears. *Int Wound J*, 11：446-453, 2014.
4) 日本褥瘡学会：ベストプラクティス 医療関連機器圧迫創傷の予防と管理，照林社，2016.
5) 日本褥瘡学会学術委員会・実態調査委員会：第4回（平成28年度）日本褥瘡学会実態調査報告：療養場所別医療関連機器圧迫創傷の有病率，有病者の特徴，部位，重症度，発生関連機器．褥瘡会誌，20(4)：486-502, 2018.

Monthly Book

# Derma. *No.314* 新刊

## 手元に1冊！
## 皮膚科混合・併用薬
## 使用ガイド

**MB Derma.** *No.314* 2021年10月増大号

編集企画：大谷　道輝（佐々木研究所研究事務室長）

定価 5,500 円（本体 5,000 円＋税）

B5 判　134 ページ

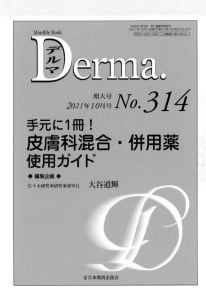

Monthly Book
デルマ
Derma.
増大号
2021年10月号 *No.314*
手元に1冊！
皮膚科混合・併用薬
使用ガイド
◆編集企画◆
佐々木研究所研究事務室長　大谷道輝

*D*

全日本病院出版会

*外用薬の混合・併用療法の基礎理論をまとめ、*
*実臨床で有益な組み合わせを例示した1冊！*

　外用薬の混合・併用に伴う皮膚透過性の変化やジェネリック医薬品との関連、保存期間など、基剤・剤形の特性からみた注意点と基礎理論を概説。また、「私が勧める外用薬の混合の組み合わせ」では、エキスパートが実践の場で用いている組み合わせを例示し、使用にあたってのポイントとピットフォールを解説！

全日本病院出版会　〒113-0033 東京都文京区本郷 3-16-4　Tel:03-5689-5989
www.zenniti.com　Fax:03-5689-8030

*MB Derma*, **316** : 15-23, 2021.

◆特集／知っておくべき高齢者の皮膚の扱い方─スキン-テア, MDRPU, IADまで─

# 高齢者の褥瘡診療の実際

加納宏行*

**Key words** : 褥瘡(pressure injury), 高齢者(geriatric), 皮膚の血管(blood vessel in the skin), 骨突出(bone prominence), 創の変形(wound deformity), 医療関連機器圧迫創傷(medical device-related pressure ulcer)

**Abstract** 褥瘡は, 皮膚軟部組織に加わる圧迫による阻血性障害で発症すると定義されている. 皮膚, 特に真皮は皮下血管から栄養されている. 真皮の毛細血管はその血圧以上の圧負荷にもかなりの血流を保つ一方, 骨突出部では, 皮下血管が比較的弱い圧負荷で物理的に引き伸ばされたりねじれたりして容易に閉塞し, その結果, 真皮の全層壊死を生じやすい. 真皮は内臓筋骨格系を収容するための張力, 伸縮力を持った皮膚の骨格として重要であり, 真皮が欠損した stage Ⅲ以上の褥瘡では, 真皮による皮膚の構造維持力が低下して創の変形を生じやすい. 真皮の物理的機能が低下している高齢者褥瘡ではこの傾向が顕著で, 不良肉芽, ポケット, 薬剤滞留障害などを生じ難治となる. したがって, 伸縮テープ固定などの創の変形対策をとること, ポケット切開後は特に変形対策を強化すること, 不用意な体位変換による褥瘡悪化を防ぐことなどが, 治療では重要になる.

## はじめに

褥瘡は,「骨と皮膚表層の間の軟部組織の血流が圧迫により低下し組織が阻血性障害に陥り発症する」と日本褥瘡学会により定義されているが, この定義に「高齢者」という要素はない. 実際, 褥瘡は上記要件を満たせば青壮年でも発症する. 例えば手術室, 全身麻酔をかけられ自力では動けない状態で不適切な圧迫が長時間加われば, 若い人にも確実に褥瘡は発症する.

しかし高齢者でみられる褥瘡は, その発症に身体機能の衰えのみならず, 老化による皮膚の物性の変化も深く関与している. 治療においても高齢者皮膚の特性に配慮が必要である. 特に深い褥瘡においては,「真皮から皮下組織の老化」のために様々な修飾を受けやすいため, その特性を理解していないと, 体圧分散マットレスを使い, 十分な栄養補給をし, 適切な外用薬・創傷被覆材を使っても思うように治療が進まないことがある.

本稿では, このような高齢者の皮膚の特性に着目して, 高齢者の褥瘡の特徴とその治療について考察し, 日常の褥瘡ケア・治療のスキルアップをはかる視点を提供したいと思う.

## 褥瘡発生の理解に役立つ皮膚解剖学

### 1. 褥瘡は皮膚の阻血性障害

褥瘡の本質は圧迫による皮膚の阻血性障害である. したがって, 外傷など瞬時の物理的外力による組織の挫滅で生じる皮膚の損傷とは異なり, その発生の理解には, 皮膚の血流を理解しておくことが重要である. 皮膚は皮下血管からの血流で栄養されている. つまり, 皮下組織の小動脈から上行する血管は, まず真皮皮下組織境界部で血管網を形成し(deep vascular plexus), そこからさらに交通細動脈を上行し, 真皮浅層で再び血管網を形成(superficial vascular plexus), 真皮乳頭層の

* Hiroyuki KANOH, 〒500-8513 岐阜市鹿島町 7-1 岐阜市民病院皮膚科, 部長

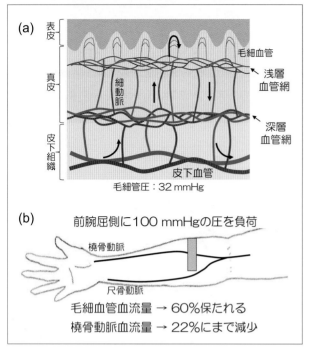

**図 1.**
a：皮膚の血管構造
b：圧負荷が橈骨動脈と皮膚毛細血管の血流量に
与える影響（文献 2 より引用改変）

毛細血管係蹄を経て静脈となり，同じ経路を戻る
（図 1-a）．真皮を還流する毛細管圧は 32 mmHg
（1930 年の Landis の報告[1]がよく引用される）とさ
れ，単純に考えれば，32 mmHg 以上の圧が持続
的に加われば褥瘡が生じ得る．これを論拠とし
て，実際の臨床現場では，体圧測定をして 40
mmHg 以上であれば褥瘡予防ケアをすることが
推奨されている．一方，この栄養血管の構造から
わかるように，皮下組織の筋性動脈が閉塞すれ
ば，真皮の血流は全層で途絶することも考慮して
おく必要がある．

### 2．真皮血流は圧迫に意外と強い：stage Ⅰ，Ⅱの褥瘡

高橋らは圧による血流障害に関する興味深い
データを報告している（図 1-b）[2]．それによると，
前腕屈側に 100 mmHg という圧を加えても，真皮
毛細血管血流は 60％も保たれる．同時に測定され
た橈骨動脈の血流は 22％にまで減少する．橈骨動
脈は内径が約 3 mm あり，柔らかい筋層内を走行
しているため，おそらく圧縮応力がそのまま作用

し，変形すると考えられる．一方，毛細血管径は
約 0.01 mm しかないため，変形しにくいだけで
なく，真皮が圧に対して予想以上に強いことが示
唆される．

側彎症など脊柱の手術では，4 点支持器で腹臥
位の身体を支える．褥瘡予防に体圧分散マットレ
スを使用するが，4 点支持器は，いわば体圧集中
マットレスともいえ，褥瘡予防の視点からは好ま
しい器具ではない．4 点支持器に加わる体圧は，
熊谷らの報告によると平均 60〜70 mmHg，最大
300 mmHg 以上にもなる[3]．図 2-a は 15 時間に及
ぶ後彎症手術を受けた 60 歳の男性で，術後の胸部
には境界明瞭な浸潤を触れる紅斑（stage Ⅰ：持続
する発赤）がみられたが，1 週間後には著明に改善
した．類似症例をときどき経験するが，相当な圧
が加わったと推測されるにもかかわらず，浅い
stage Ⅱ（真皮の部分欠損）にとどまっている（図
2-b）．これは，真皮の耐圧性を示すと同時に，圧
迫された真皮では血圧の極めて低い静脈は閉塞
し，少なくとも「うっ滞」は生じていると推測さ
れ，「持続する発赤」は病理学的には「うっ滞性炎
症」の反映かもしれないと考えさせられる．

高橋らの実験[2]では，圧迫状態にずれ力（1 N/
cm²の皮膚接線方向の力）を加えると，真皮毛細血
管血流はさらに 46％減少する．Stage Ⅱの褥瘡
は，うっ滞性炎症で脆弱になった真皮にずれ力に
よる血流低下が加わり，真皮内で組織が破綻して
発症するという機序が考えられる．高齢者皮膚は
ターンオーバーの遅延で角層は厚く，かつ水分量
は低下しているので，摩擦係数が上昇し，ずれ力
が加わりやすい．さらに，後述するように真皮構
成成分の減少で物理的に脆弱であるという特性
が，stage Ⅱ褥瘡のリスクを高めている．

### 3．骨突出部の褥瘡：stage Ⅲ は stage Ⅱ を経ずに発症

4 点支持器では狭い範囲に相当高い圧が加わる
が，圧の加わる部位は平らな部分，つまり骨突出
が乏しい部位である．我々が実際に経験する褥瘡
は骨突出部に生じる．骨突出部に圧力がかかる

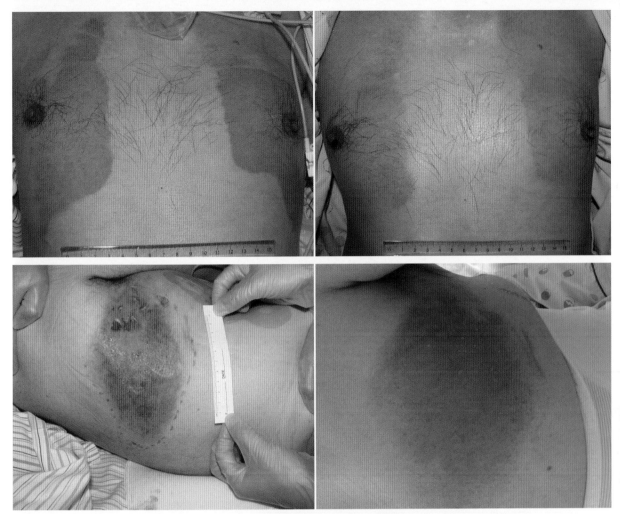

**図 2.** 長時間の手術で発症した褥瘡

骨突出のない面で生じる褥瘡は，せいぜい stage Ⅱ までである．

a：60歳，男性．4点支持器，腹臥位での後彎症手術(15時間)で生じた stage Ⅰ の褥瘡(左：術後，右：1週間後)

b：55歳，男性．右半側臥位での解離性胸腹部大動脈瘤手術(19時間)で生じた stage Ⅰ (一部 stage Ⅱ)の褥瘡(左：術後，右：3週間後)

と，骨に近い深部組織(筋，皮下組織)ほど圧縮応力以外の力，つまり引っ張り応力，せん断応力など複雑な力が作用する(図3)．そのため，皮下血管は引き伸ばされたりねじれたりして，比較的弱い圧力でも閉塞し[4)5)]，真皮は根元から壊死する．

褥瘡の stage 分類は皮膚の損傷の深達度で決められていて，浅い褥瘡が徐々に深くなるイメージがあるが，多くの stage Ⅲ(真皮全層欠損)以上の褥瘡は，このように stage Ⅱ を経ずに発症すると考えられる．図4の症例は，いずれもそのような経過で発症した stage Ⅲ の褥瘡である．特に図4-a は，仙骨の形がわかるほど殿筋萎縮・骨突出があ

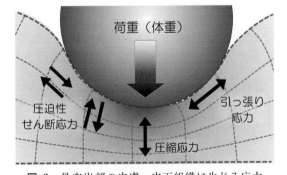

**図 3.** 骨突出部の皮膚，皮下組織に生じる応力
(文献 4，5 より引用改変)

深いところほど複雑な応力が生じるため，深部の動脈であるほど血管が変形し，予想以上に弱い圧で閉塞する．

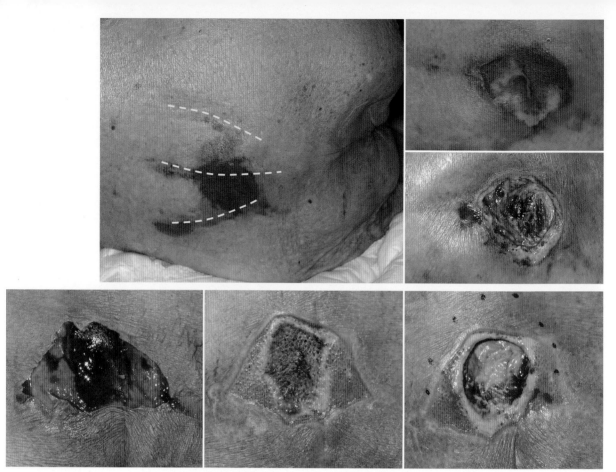

図 **4**. 骨突出部に生じた stage Ⅲの仙骨部褥瘡
いずれの症例も暗紫色斑で発症している.
a：紅斑から仙骨の形状がわかる.　　b：4日後. 一部黒色壊死になった.
c：15日後. 全面黒色壊死になった(写真はデブリードマン後).
d～f：下床が仙骨である中央部分は stage Ⅲ，両端は stage Ⅱ
　(e：13日後，f：15日後. デブリードマン後)

| a | b |
|---|---|
| | c |
| d | e | f |

る．いずれも発見時は暗紫色斑で，この時点で既に stage Ⅲの可能性が高いと認識することは，臨床的にとても重要である．もちろん実臨床では，stage Ⅱで発症した褥瘡が介入されることなく放置され，stage Ⅲになる場合もあるだろう．しかし，高齢者，特に寝たきりの高齢者は筋肉量，皮下脂肪織が減少して骨突出が目立つ．骨突出部は狭いので，単位面積あたりの圧が高まるという要素以外に，このようなメカニズムが作用するため，深い褥瘡発生のリスクが高くなる．

この骨突出による褥瘡発生リスクを下げるのが体圧分散マットレスである．それが整っている"病院"などの医療現場では stage Ⅲの褥瘡は減少傾向である一方，"在宅"では急な体調悪化のために数日寝込んだだけの患者に stage Ⅲの褥瘡を発見することは決して稀ではない．

### 高齢者褥瘡の治療の難しさ

#### 1．真皮は皮膚のしなやかな骨格

言うまでもなく，皮膚の最大の物理的機能はバリアである．表皮には水分や細菌の透過性を制御する角層バリアがあり，皮下組織には物理的緩衝帯としてのバリア機能がある．圧の分散という意味で，皮下組織は褥瘡の発症予防にも寄与している．そして真皮には，内臓・筋骨格系を収容する生地としてのバリア機能がある．この生地には張

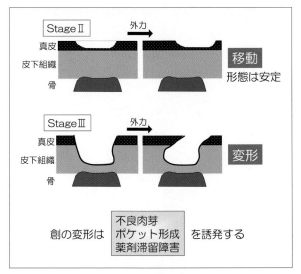

**図 5**．真皮があれば創断面の形状は変化しない
（文献 7 より引用改変）

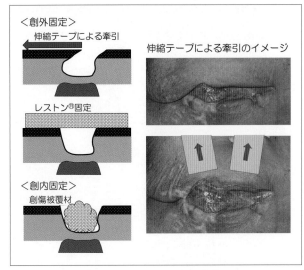

**図 6**．3 つの創の変形対策
（シェーマは文献 8 より引用改変）

力，収縮力，弾力があり，それぞれ膠原線維，弾性線維，その間を埋めるマトリックスによりもたらされる．真皮の役割は皮膚のしなやかな骨格といえるだろう．老化によって各成分は減少して菲薄化するとともに張力，収縮力，弾力が低下し，たるみが生じる．皮下脂肪も老化により減少するため，真皮が包み込む体の容積も減少し，たるみが助長される[6]．

## 2．真皮の欠損が治療に及ぼす影響：特に創の変形について

Stage Ⅱ と stage Ⅲ の褥瘡の基本的な違いは真皮残存の有無である．そのために両者は治癒の仕方が全く異なる．Stage Ⅱ では残存する真皮の毛包上皮から表皮細胞が供給されるため，創の面積にかかわらず約 2 週間で治癒し得る．一方，stage Ⅲ 以上の場合，壊死した真皮・皮下組織が除去された後に肉芽が形成され，その肉芽の収縮とともに創周囲からの上皮化で治癒する．したがって，治癒までの期間は創の面積に比例して長くなり，月単位を要することも稀ではない．

この「真皮の有無」には，もう 1 つ大きな意味がある．Stage Ⅱ，つまり皮膚の骨格である真皮が残存している褥瘡は，外力によって創自体が下床の骨に対して移動することはあっても，創の形が大きく変化することはない．一方，stage Ⅲ 以上，つまり真皮が欠損している褥瘡は容易に変形す

る．この変形は表面的な潰瘍の形状のみならず，断面の形状にもみられ，これが創傷治癒に大きく影響する[7]．つまり，創の変形によって「肉芽組織のシワ・段差」や「肉芽組織同士の摩擦」などが生じ，不良肉芽やポケットの形成に至る．また，創が潰れれば外用薬が創面に作用しなくなる（図 5）．これらが治癒遷延の大きな原因になるのだが，そこに気づかずに「難治性褥瘡」のレッテルが貼られているケースは意外と多い．

## 3．高齢者では創の変形対策が重要

老化のため皮膚の支持機能が低下した高齢者では，真皮の欠損による「創の変形」がより顕著になる．磯貝らのグループは，stage Ⅲ 以上の褥瘡では，この「創の変形」を防ぐことが治療上，極めて重要であると指摘し，3 つの対策を提唱している（図 6）[8]．1 つは「伸縮テープによる牽引」で，褥瘡周囲の健常皮膚を伸縮テープで引っ張り固定することにより，創の変形を防ぐ方法である（図 7）．一見，創のサイズは大きくなり治療に逆行するようだが，むしろ良好な肉芽組織の形成，つまり wound bed preparation が進み，結果的に創傷治癒は促進される．外力で創がどう変形するのか，実際に褥瘡周囲の皮膚を動かして確認することが重要である．2 つ目は，ドレッシング後の創の上に大きな厚いスポンジ（例：レストン®（3 M）30×20×2.5 cm）を当てて，外周で皮膚に固定する方

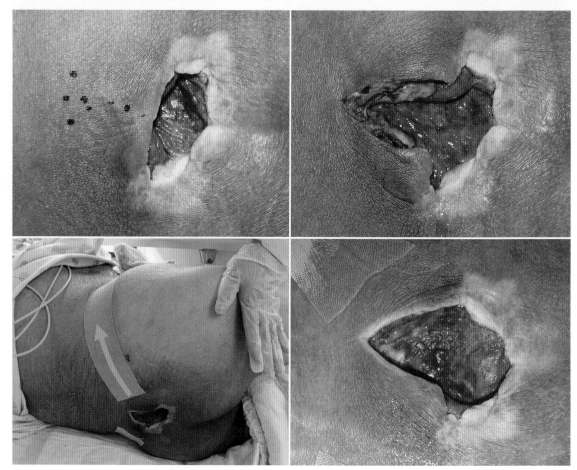

**図 7.** 伸縮テープによる仙骨部褥瘡の変形対策の実際

| a | b |
|---|---|
| c | d |

a：頭側にポケットを生じた.　　　　　　　　　b：切開後, 不良肉芽がみてとれる.

c：伸縮テープで左右両側に牽引している.　　　d：約 3 週間後, 締まった良性肉芽になった.

法である. レストン®を創の変形に影響しない「外周で」皮膚に固定すること, 中央部分に切り込みを入れ, 創直上のずれ力をキャンセルすることがポイントである(図 8-a, b). 褥瘡周囲の皮膚に外力が直接及ばないようにして創の変形を防ぐことが目的である. これら創周囲の皮膚固定(創外固定)による変形予防に対し, 3 つ目は褥瘡, 潰瘍をドレッシング材で埋めるようにして創の内側から創の変形を軽減する方法である(創内固定). この方法は, 皮膚固定に比して効果がやや限定的なので, 皮膚固定と併用するのもよい. 適切な創の固定を併用するだけで, 難治性だった stage Ⅲ の褥瘡が改善に向かう場合は稀ではない.

我々は, レストン®固定の変法として, 陰圧閉鎖療法を応用してみた[9]. 創にドレッシング材を

当て, その上に創より十分大きなやや硬いガーゼ(GP ガーゼ®：白十字社)を当てて陰圧をかけたところ, 創周囲の皮膚が非常によく固定され, 良好なwound bed preparationが得られた(図 8-c〜f).

**4．体位変換は諸刃の剣**

このように創を固定して変形を防ぐのに対して, 大浦は体位変換の功罪に着目し, 「体位変換は諸刃の剣」であると提唱している[10]. 体位変換は褥瘡ケアの基本だが, 不用意な体位変換, 例えば体を引っ張ってずれ力を生じるような体位変換は, 創の変形を誘発し, 治癒遷延の原因になり得ると警鐘を鳴らしている. 体位変換や背抜き・圧抜きの際に, スライディンググローブ・介助グローブを用いるなどして, ずれ力を極力軽減することは大変重要である.

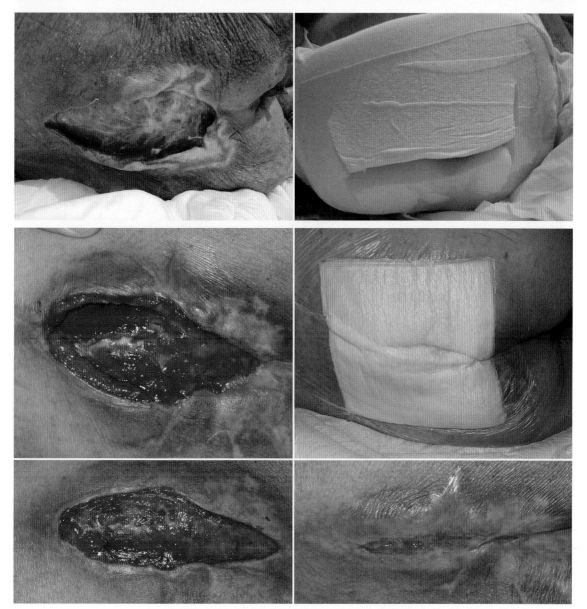

**図 8.** レストン®による創の変形対策とその変法

| a | b |
|---|---|
| c | d |
| e | f |

a，b：大きめのレストン®を，創に変形が及ばない外周で皮膚に固定する.
　（a，b：国立長寿医療研究センター皮膚科，磯貝善蔵先生ご提供）
c：左右両側にポケットのある仙骨部褥瘡
d：創より十分大きな厚手のガーゼを当て，持続陰圧固定すると創はびくともしない.
e：17日後．ポケットは解消し，締まった良性肉芽になる.
f：37日後．その後は外用薬とガーゼドレッシングで肉芽の収縮とともに創は縮小
　（c〜f：文献9より引用）

## 5．積極的な治療が仇になる場合もある

　褐色壊死組織が固着した褥瘡では，真皮全層が障害されているか否かが容易に判断できない場合がある．壊死組織の除去は褥瘡治療の基本方針ではあるが，明らかな感染徴候がない限りデブリードマンは出血しない程度にとどめ，必要以上に真皮を除去しないことが重要である．また，ポケット切開は創の清浄化を促進するので必要な処置となる場合が多いが，同時に真皮の連続性を絶つことでもあり，創の変形を助長する．したがって，

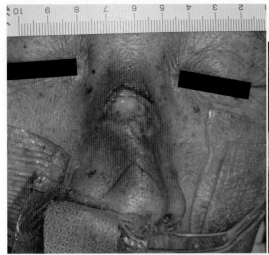
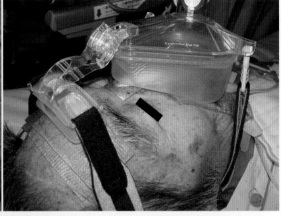
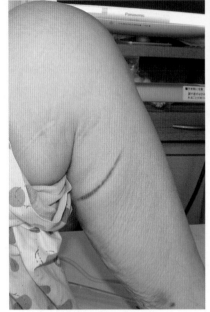
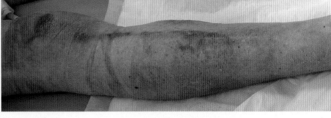

図 9.
MDRPU の実例
　a：NPPV で使用するマスクによる鼻骨部潰瘍
　b：マスクを装着したところ
　c：弾性ストッキングのシワによるもの
　d：弾性ストッキングによる膝蓋骨，脛骨の暗紫色斑
　　（d：大垣市民病院，西田かをりさんご提供）
a，d は下床の皮下脂肪織が少ない骨突出部である点で，通常の褥瘡と共通点があるが，弾性ストッキングの場合はシワが原因で，十分な皮下脂肪織のある部位にも生じるのが特徴である(c).

| a | b |
|---|---|
| c | d |

先に述べた創の変形対策を並行して行うなどの配慮を忘れないようにしたい.

### MDRPU（医療関連機器圧迫創傷）

　MDRPU の詳細は他稿を参照されたいが，日本褥瘡学会は MDRPU を「医療関連機器による圧迫で生じる皮膚ないし下床の組織損傷であり，厳密には従来の褥瘡すなわち自重関連褥瘡と区別されるが，ともに圧迫創傷であり広い意味では褥瘡の範疇に属する．なお，尿道，消化管，気道等の粘膜に発生する創傷は含めない」と定義していて，広い意味での褥瘡に位置づけられている．病院での MDRPU は医療用弾性ストッキング，NPPV マスク，ギプス・シーネ（点滴固定用を含む）などが原因となることが多い．MDRPU は，高齢者に特有の疾患ではないが，通常の褥瘡と同様，皮下脂肪が減少した高齢者はハイリスクといえる．弾性ストッキングでは，シワになった部分では必ずしも下床に骨がない部位（腓腹部など）にも生じるが，るい痩の強い高齢者では脛骨に沿って線状に潰瘍を生じることもあり，より一層の予防的な注意が必要である（図 9).

### まとめ（図 10）

　褥瘡で，皮膚の柔軟な骨格である真皮が失われると，その形態維持能が低下し，創の変形を生じ

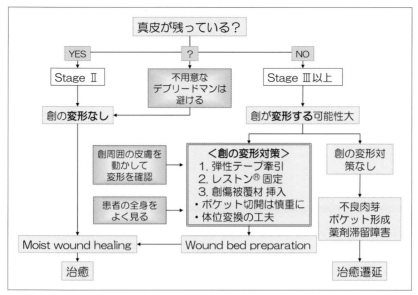

**図 10.** 高齢者の真皮に着目した褥瘡の病態と治療戦略
（文献 11 より引用）

る．真皮機能が劣化した高齢者では特に顕著で，不良肉芽，ポケット形成，薬剤滞留障害などを生じ，褥瘡治癒が阻害される．体圧分散マットレスなどの適切な使用で stage Ⅲ の褥瘡を極力防ぐことが先決だが，生じてしまったら，創の変形対策を講じることが重要である．また，褐色壊死組織が固着した褥瘡で，真皮が全層で障害されているかどうか判断できない場合，感染徴候がない限り，デブリードマンは出血しない範囲にとどめること（真皮の温存）が重要である．ポケット切開は創の変形を助長するため，適応は慎重に判断し，切開したら変形対策も怠らないようにすべきである．そして患者の全体像を十分観察し，適切な体位変換・除圧を講じることが短期間で治癒に導く鍵となる．

**文　献**

1) Landis EM：Micro-injection studies of capillary blood pressure in human skin. *Heart*, **15**：209-228, 1930.
2) 高橋　誠，下道正昭，大浦武彦：圧・ずれ力が橈骨動脈と皮膚毛細管の血流量に与える影響．褥瘡会誌，**14**：547-552，2012.
3) 熊谷あゆ美，須釜淳子，大桑麻由美ほか：四点支持器を用いた腹臥位手術における圧力と褥瘡発生との関係．褥瘡会誌，**13**：576-582，2011.
4) 高橋　誠：生体工学から見た減圧，除圧―褥瘡予防マットレスの体圧分散―．*Stoma*, **9**：1-4, 1999.
5) 石川　治：【医師と看護師のための褥瘡の治し方】Up to date 褥瘡発症機序と分類方法．*MB Derma*, **180**：19-26, 2011.
6) 今山修平：【メスを使わない美容治療 実践マニュアル】真皮の機能．*MB Derma*, **144**：11-17, 2008.
7) Mizokami F, Furuta K, Utani A, et al：Definitions of the physical properties of pressure ulcers and characterization of their regional variance. *Int Wound J*, **10**：606-611, 2013.
8) Mizokami F, Takahashi Y, Nemoto T, et al：Wound fixation for pressure ulcers：a new therapeutic concept based on the physical properties of wounds. *J Tissue Viability*, **24**：35-40, 2015.
9) 加納宏行，坂　義経：ポケット切開による創の変形への対策の重要性を認識させられた仙骨部褥瘡の1例―陰圧閉鎖療法における工夫―．褥瘡会誌，**13**(1)：70-74，2011.
10) 大浦武彦：褥瘡治療の最近の進歩．Seminar 3. "新しい体位変換"の意義．*Geriat Med*, **51**：1281-1290，2013.
11) 加納宏行：高齢者の皮膚特性を考慮した褥瘡診療．褥瘡会誌，**17**：92-98, 2015.

*MB Derma*, **316**：24-30, 2021.

◆特集／知っておくべき高齢者の皮膚の扱い方─スキン-テア，MDRPU，IADまで─
# 高齢者の皮膚外傷，解離性皮下血腫への対応

春原晶代*

**Key words**：解離性皮下血腫（deep dissecting hematoma），皮膚粗鬆症（dermatoporosis），慢性皮膚創傷（chronic skin injury），抗凝固薬（anticoagulant），外用薬（topical agent）

**Abstract**　高齢者の皮膚は，皮膚老化（皮膚粗鬆症）があるため皮膚の外傷を受けやすく，また治りにくい．急性の皮膚創傷，慢性の皮膚創傷，および皮膚粗鬆症のある高齢者でみられる重症な外傷である解離性皮下血腫への対応についてまとめた．慢性皮膚創傷においては TIME の考え方を用い，治癒機転が阻害されている要因を探ることにより，壊死組織の除去，感染制御，適切な湿潤環境の維持を行うことができ，正常な創傷治癒へ導くことができる．外用薬の基剤の特性を知ることも重要である．解離性皮下血腫はステロイド内服や抗凝固薬使用の患者に多くみられる．局所における受傷早期の血塊の除去と圧迫止血とともに，全身状態を検索し，出血傾向や貧血などに対する適切な治療を行うことが大切である．潰瘍を形成した場合は，慢性皮膚創傷の治療を行う．予防としては，皮膚粗鬆症を念頭に置き，物理的な保護や愛護的操作を心がける．

## はじめに

　高齢者は認知機能の低下や運動機能の低下などにより転倒しやすい．また，高齢者の皮膚は脆弱であり，外傷を受けやすく，一度外傷による潰瘍を形成すると治りにくく，慢性皮膚創傷になりやすい．2007 年に Kaya と Saurat は，dermatoporosis（皮膚粗鬆症）という概念を提唱した[1]．高齢者の皮膚では，皮膚の萎縮や皮下脂肪組織の減少により外傷を受けやすく，外力から体を守るという皮膚の機能が障害されている状態になる．この状態を皮膚の慢性の機能不全ととらえ，骨粗鬆症になぞらえて，dermatoporosis という概念を用いたのである．単なる皮膚の老化としてとらえられていた老人性紫斑，皮膚萎縮，表皮剥離などを，皮膚の機能不全であるとして対策を立てるべきと

いう考えに基づいている．

　Dermatoporosis は症状に応じて4段階に分類されている[1]．Stage 1 では皮膚萎縮，紫斑，星芒状瘢痕，stage 2 では限局性の皮膚裂傷（スキン-テア），stage 3 では多数の裂傷と治癒遅延を示す創，stage 4 では解離性皮下血腫がみられるという．Dermatoporosis は本邦の高齢者においても約30％にみられ，年齢が上がるごとにその割合は増加している[2]．高齢者の皮膚外傷の治療においては，創部の状態とともに，その基礎にある皮膚の状態（dermatoporosis）を把握し，治癒機転が障害されている状態について理解したうえで治療することが必要である．また，これらを把握することで，新たな傷を作らない対策を立てることができる．

　また，皮膚創傷は急性皮膚創傷と慢性皮膚創傷に分類される．急性皮膚創傷は新鮮外傷や手術創など，創傷治癒機転が正常に働いている場合を指し，慢性皮膚創傷は正常な治癒機転が働かない，

* Akiyo SUNOHARA, 〒466-8633 名古屋市昭和区川名山町 56　社会福祉法人聖霊会聖霊病院，院長

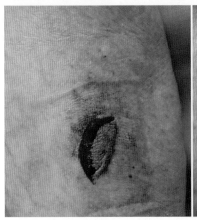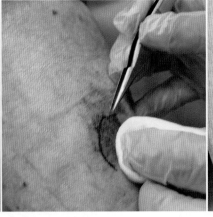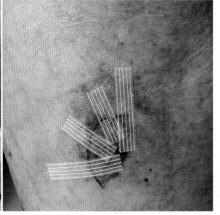

図 1．急性創傷：スキン-テアの治療
a ：初診時の状態
b ：異物攝子を用いて皮膚を元に戻す．
c ：皮膚接合用テープで戻した皮膚を固定する．

何らかの原因を持つ創のことをいう[3]．本稿では，高齢者における急性皮膚創傷・慢性皮膚創傷への対応とともに，重症な皮膚の外傷である解離性皮下血腫についての対応について述べる．

## 急性皮膚創傷への対応

受傷早期に受診した場合は急性期の創傷として対応する．初めに，創部の状況を確認するために創の洗浄が必要である[3]．この場合，細胞毒性のある消毒剤は使用せず，十分な量の生理食塩水，蒸留水などを用いる．創の状況に応じて，デブリードマン，縫合処置などを行う．

Dermatoporosis の stage 2 でみられるスキン-テアと呼ばれる皮膚剥離は，真皮内での皮膚の創傷であるため，表皮の色調が暗紫色であっても元の状態に剥離した皮膚を戻すことができれば，瘢痕とならずに治癒する．皮弁の辺縁が丸まらないように元に戻すことが必要である（図 1）．皮弁を戻した後，皮膚接合用のテープで固定し，1 週間程度そのままにする．皮弁の破損があり，潰瘍を形成した場合は，創傷被覆材や抗潰瘍外用薬で治療する．

急性皮膚創傷にガーゼなどを使用して創部を乾燥させすぎると，かえって治癒が遅延する場合がある．Moist wound healing（湿潤環境下療法）を心がけることが必要である[3]．一方，滲出液が非常に多い場合に創傷被覆材などで密封することにより，感染を助長する場合もある．後述する適度な湿潤状態の維持が大切であり，創部の状態に応じて，外用薬の治療と創傷被覆材の治療との選択を決める必要がある．

## 慢性皮膚創傷への対応[3]

何らかの原因で皮膚の創傷の治癒が遅延している状態である．高齢者においては，生理的にも治癒が遷延しており，多くの創傷が慢性創傷となる．治癒機転を正常化するためには moist wound healing を実践し，創の乾燥の防止と適度な湿潤状態を保つことが必要である．その評価法としては，TIME の概念が提唱されている（表 1）．これは，壊死組織，感染あるいは炎症，滲出液の量，創辺縁の治癒機転などを評価し，必要な治療を行うためのものである．慢性皮膚創傷の局所治療としては，皮膚の状態を TIME の観点に沿って評価し，適切なデブリードマン，感染の除去，適切な湿潤環境の維持を行うことが必要である．浸潤環境の維持のために陰圧閉鎖療法も有用であり，浮腫の軽減などにより良好な肉芽形成が促され，治癒までの期間を短縮することができる．外用薬の使用についても，この観点から薬剤の主剤の効果だけでなく，基剤の効果を把握し，使用することが必要である[3][4]（表 2）．

表 1. TIME（文献 3 より引用）

| TIME | 評価項目 | 治療法 | 具体的な処置 |
|---|---|---|---|
| Tissue non-viable or deficient | 壊死組織・活性のない組織 | デブリードマン | 5 種のデブリードマン |
| Infection or inflammation | 感染または炎症 | 感染原因の除去 | 局所洗浄<br>局所・全身への抗菌薬投与 |
| Moisture imbalance | 滲出液のアンバランス | 最適な湿潤環境の維持 | 適切な創傷被覆材<br>陰圧閉鎖療法 |
| Edge of wound-non advancing or undermined epidermal margin | 創辺縁の治癒遅延または<br>ポケット | デブリードマン，<br>理学的治療法 | 外科的デブリードマン<br>陰圧閉鎖療法 |

表 2. 基剤からみた潰瘍治療薬の分類と作用機序（文献 4 より引用改変）

| 基剤の分類 | 疎水性基剤 | 親水性基剤 | | |
|---|---|---|---|---|
| | 油脂性基剤 | 乳剤性基剤 | | 水溶性基剤 |
| | | 油中水型（W/O） | 水中油型（O/W） | |
| 科学的組成 | 油で構成され，水になじまない | 油の中に水を含む | 水の中に油を含む | 水を吸収して溶解する |
| 物理化学的性質 | 水の蒸発を防ぎ，創面を外部刺激から保護する | 水の蒸発を防ぎ，創面を外部刺激から保護する | 保水性が高く，吸水性は少ない | 基剤が水に溶けることで機能を発揮して吸水する |
| 対象となる創面 | 肉芽または真皮 | 肉芽 | 乾燥性創面 | 浮腫性肉芽 |
| 創に対する作用 | 創保護 | 創保護 | 肉芽増生 | 浮腫軽減 |
| 代表的な薬剤 | プロスタンディン® 軟膏 | ソルコセリル® 軟膏 | オルセノン® 軟膏<br>ゲーベン® クリーム | アクトシン® 軟膏<br>ブロメライン® 軟膏<br>ユーパスタコーワ軟膏<br>ヨードコート® 軟膏<br>カデックス® 軟膏 |

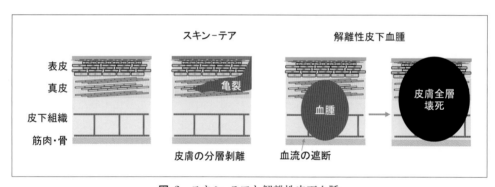

図 2. スキン-テアと解離性皮下血腫

## 解離性皮下血腫

打撲などの軽度の外傷によって皮下血腫ができ，それが増大することにより，皮膚壊死を起こす病態である．スキン-テアとは血腫のできる深さが異なる．スキン-テアは真皮内での皮膚剥離であるが，解離性皮下血腫では，皮下脂肪と筋膜の間で血腫を作り，血腫による血流障害のために皮膚壊死が起きる（図2）．Kaya らによると，der-matoporosis の最重症の stage 4 とされている[5]．初期には蜂窩織炎などと誤診しやすく，また，治療が遅れると広範な皮膚壊死を起こし，長期の入院治療が必要となる場合がある．高齢女性の下腿に生じることが多く，ステロイド内服や，抗凝固薬内服中の患者に多い．Kaya らの報告[5]と聖霊病院での報告を表3にまとめた[6]．

症状としては，初期には感染を示唆する疼痛，局所熱感，紅斑，腫脹などがみられ，蜂窩織炎な

表 3. 解離性皮下血腫：Kaya らの症例と聖霊病院の症例の比較(文献 6 より引用改変)

| | Kaya らの症例(1999～2006 年)[5] | 聖霊病院の症例(2011～2014 年) |
|---|---|---|
| 人　数 | 34 | 13 |
| 性別(男：女) | 5：29 | 4：9 |
| 平均年齢(年齢分布) | 81.7(44～102)歳 | 81.9(52～98)歳 |
| 部　位 | 全例：下肢 | 9 名：下腿<br>2 名：前腕<br>各 1 名：大腿，足 |
| 前治療 | 17 名：抗凝固療法<br>4 名：ステロイド全身投与もしくは吸入 | 5 名：抗凝固療法<br>1 名：ステロイド全身投与 |
| 治　療 | 全例：切開もしくはデブリードマン | 全例：穿刺，切開もしくはデブリードマン |
| 再建方法 | 6 名：単純縫合<br>17 名：植皮<br>7 名：保存療法(局所陰圧閉鎖療法を含む) | 1 名：局所陰圧閉鎖療法＋植皮術<br>12 名：保存療法 |

どと誤診されることもある．一方，腫脹部位で波動が確認され，血腫であることがわかる場合もある．進行すると血腫が増大し，その圧により皮膚の壊死が起き，暗紫色の色調となる．

　検査としては，一般血液検査，凝固機能検査などを行うことが必要である．ワルファリンなどの抗凝固薬を内服中の患者では，ワルファリン過剰状態となり，多量の出血がみられ，貧血や凝固能異常がみられる場合もある．CT などの画像診断で血腫の大きさや程度を把握することも必要である．

　診断にはワルファリンなどの抗凝固薬，ステロイド内服など薬剤の内服歴の確認や外傷の既往の確認が参考となるが，高齢者では外傷についての自覚がない場合もある．

　治療は早期の血腫除去で，受傷早期には穿刺にて血液を排出することができる．内容を除去した後に弾性包帯などで創部を圧迫すると，血腫上の皮膚が生着しやすく，治癒に至るまでの経過が短縮される．局所治療と同時に，凝固機能の異常や貧血などの治療を含む全身疾患への対応も必要となる場合がある．抗凝固薬の過量投与状態となっている場合では，血腫内容の除去を行っても，再び増大する場合がある．進行すると凝血塊を形成し，皮膚も壊死してくるので，切開を行い，暗紫色ゼリー状の血腫内容を除去し，壊死した皮膚のデブリードマンが必要となる．皮膚潰瘍となった場合には，慢性の皮膚創傷としての治療が必要と

なる．創部の大きさにより，外用薬や創傷被覆材での保存的治療，陰圧閉鎖療法，植皮術などが選択される．Kaya らの症例[5]では，単純縫合や植皮など外科的治療が選択された場合が多いが，当院では 1 例を除き，保存的治療で治癒している[6]．植皮を行う場合でも，局所陰圧閉鎖療法を植皮前に行うと良好な肉芽が形成され，生着がよいと思われる．実際の症例を示す．

**＜症例 1＞91 歳，女性**
**主　訴**：左下腿の皮下腫瘤
**既往歴**：慢性心房細動に対しワルファリンカリウム内服中．上肢の蜂窩織炎のため整形外科入院．
**現病歴**：入院 4 日後，左下腿を打撲し，皮下血腫を形成．穿刺し 13 mL 血液排出．弾性包帯を使用し圧迫するも，腫脹は軽快せず，徐々に皮膚が壊死してきたため，血腫形成から 15 日後に皮膚科受診となった．
**現症(皮膚科初診時)**：左下腿に 10×7 cm の紫斑を伴う皮下腫瘤を認め，皮膚壊死を一部に認めた(図 3-a)．
**臨床検査所見(皮膚科初診時)**：WBC：6,800/$\mu$L，RBC：$271×10^4/\mu$L，Hb：8.1 g/dL，Ht：25.3%，Plt：$27.5×10^4/\mu$L，CRP：8.75 mg/dL，PT-INR：1.27
**治療および経過**：皮膚科初診時，局所麻酔下に左下腿壊死部を含めて 3 cm 切開し，ブドウゼリー状血液塊を除去した．コメガーゼを挿入し，弾性包帯で圧迫した．その後，同部位に紅斑，熱

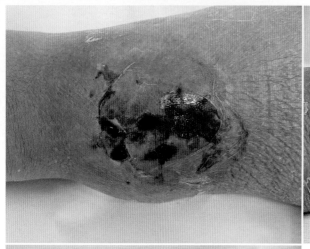
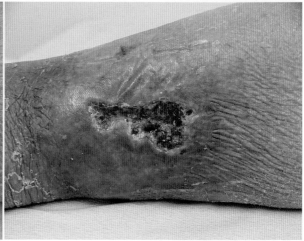
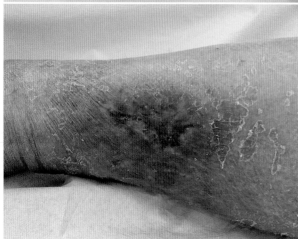

図 3.

症例 1(91 歳, 女性)の経過

　a：皮膚科初診時(受傷 15 日後)

　b：皮膚科受診 12 日後(受傷 27 日後)

　c：受傷 52 日後

感が出現し, 膿性滲出液を認めたため, セファゾリン Na(CEZ)点滴投与を 7 日間行った. 皮膚潰瘍部は当初, スルファジアジン軟膏を外用し, 肉芽が良好となってきたので, CEZ 終了時からトラフェルミンスプレーを開始(図 3-b). その後, 創傷被覆材(ハイドロサイト®)を併用した. 受傷 52 日後に上皮化した(図 3-c).

　＜症例 2＞83 歳, 女性(文献 6 の症例)

　**主　訴**：左下腿の疼痛を伴う皮疹

　**既往歴**：深部静脈血栓症, 高血圧, 変形性膝関節症などにてワルファリンカリウムを含む複数の薬剤内服中.

　**現病歴**：屋内で転倒し, 左下肢を打撲. 左下腿に疼痛を伴う皮疹を生じ, 打撲から 9 日後に当科を受診した. 左下腿に皮下血腫を認め, 血腫穿刺を行った. 受診 3 日後, 穿刺部周囲が径 5 cm 大の黒色壊死となり, 疼痛も増強したため再受診し

た. 周囲に波動を触れたため, 切開し凝血塊を除去した. 翌日の採血にて著明な貧血を認め, 当科入院となった.

　**入院時現症**：左大腿から下腿に紫斑を認め, 切開部からは凝血塊が露出していた. 左下腿は著明な腫脹を伴っていた(図 4-a).

　**入院時検査所見**：WBC：9,100/$\mu$L, RBC：231×10$^4$/$\mu$L, Hb：6.2 g/dL, Ht：19.8%, Plt：36.2×10$^4$/$\mu$L, CRP：5.81 mg/dL, PT-INR：3.66

　**画像所見**：単純 CT にて皮下に広範な高吸収域を認めた(図 5).

　**入院後経過**：PT-INR の著明な延長を認めたため, ワルファリンカリウムを中止し, メナテトレノン 20 mg を 2 日間投与した. 重度の貧血に対し, 輸血(照射赤血球濃厚液計 4 単位)を行った. 入院 2 日後, 貧血が改善し(Hb：7.8 g/dL), PT-INR：1.1 と正常化したため, 局所麻酔下に血腫

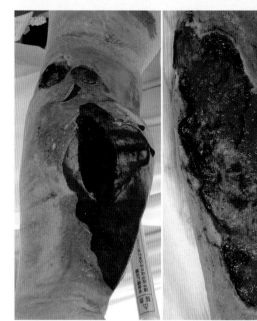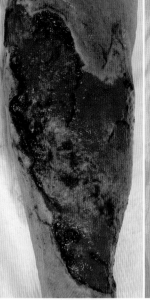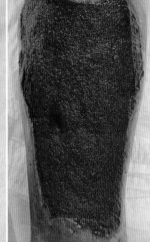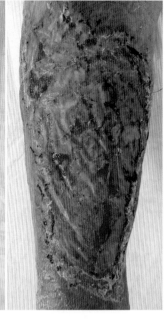

a|b|c|d

**図 4.** 症例 2(83 歳，女性)の経過
　　a：入院時(受傷 13 日後)
　　b：入院 7 日後．局所陰圧閉鎖療法開始時(受傷 20 日後)
　　c：局所陰圧療法施行 21 日間後(入院 28 日後，受傷 41 日後)
　　d：Thiersch 植皮 8 日後(入院 44 日後，受傷 57 日後)

除去術を施行し，血腫 230 g を除去した．除去後の皮膚欠損部に対して，入院 7 日後より局所陰圧閉鎖療法を開始(図 4-b)．21 日間継続し，良好な肉芽形成を認めた(図 4-c)．その後，ポリウレタンフォームドレッシングと壁面吸引を用いて陰圧閉鎖を継続した(圧：40 kPa)．残存する潰瘍部に対し，入院 36 日後に左大腿後面から採皮し，極薄分層植皮(Thiersch 植皮)術を施行した．一部で皮膚の脱落を認めたが，おおむね生着した(図4-d)．入院 51 日後に亜急性病棟へ転棟とし，リハビリテーションを継続し，入院103日後に退院となった．

　この 2 症例はいずれも抗凝固薬であるワルファリンカリウム内服をしており，解離性皮下血腫形成後に貧血や凝固機能の異常がみられた．初期対応のときに血腫の除去のみ行ったために，再度血腫を形成し，壊死が拡大したと考えられる．また，症例 1 では血腫内容の除去が不十分であったためか，感染を併発した．高齢者の皮膚では，軽度の外傷でこのような解離性皮下血腫がみられるが，出血のため，より凝固機能が不安定になったり，

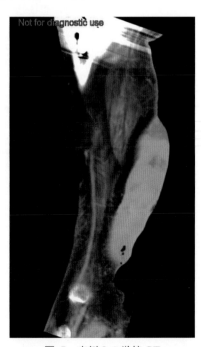

**図 5.** 症例 2 の単純 CT

貧血になったりする可能性があり，その病態を早期に把握し，適切な基礎疾患の治療を行うことが必要である．血腫が増大して広範な皮膚壊死を起こすと，再建までに時間がかかり，侵襲的な治療

を行うこととなり，入院期間も長くなる．潰瘍形成後の治療に関しては，前述した慢性皮膚創傷の治療の原則に従い，適切な感染制御，外用薬，創傷被覆材などの使用を行い，潰瘍が大きい場合には，植皮などの外科的治療の併用も考慮する必要がある．治癒期間の短縮のため，陰圧閉鎖療法が有用な場合もある．

　解離性皮下血腫の予防としては，皮膚の菲薄化や，スキン-テアがみられる人には dermatoporosis の可能性を考え，対策を立てる必要がある．特に抗凝固薬やステロイド内服中の人では，外傷を受けないように注意する．スキンケアクリームなどでの皮膚保護や，筒状の包帯での皮膚保護も勧められる．高齢者が増加している現状では，皮膚科医がこのような病態を理解し，他疾患の管理中の患者にも啓蒙を行っていく必要があると考えられる．

## 文　献

1) Kaya G, Saurat JH：Dermatoporosis：A chronic cutaneous insufficiency/fragility syndrome. *Dermatology*, **215**：284-294, 2007.
2) 中村美沙，古江増隆：Dermatoporosis（皮膚粗鬆症）：臨皮，**74**（増刊）：10-15, 2020.
3) 井上雄二，金子　栄，加納宏行ほか：創傷・褥瘡・熱傷ガイドライン-1：創傷一般ガイドライン．日皮会誌，**127**(8)：1659-1687, 2017.
4) 磯貝善蔵：褥瘡に対する外用薬治療の基本と実践：褥瘡会誌，**23**(2)：86-92, 2021.
5) Kaya G, Jacobs F, Prins C, et al：Deep dissecting hematoma. *Arch Dermatol*, **144**(10)：1303-1308, 2008.
6) 岩名沙奈恵，岡本恵芽，西村英哉ほか：皮下深部解離性血腫の一例．皮膚臨床，**58**(4)：528-532, 2016.

*MB Derma*, 316：31-36, 2021.

◆特集／知っておくべき高齢者の皮膚の扱い方—スキン-テア, MDRPU, IADまで—

# IADのとらえ方

新井直子*

**Key words**：失禁関連皮膚炎(incontinence-associated dermatitis；IAD)，尿失禁(urinary incontinence)，便失禁(fecal incontinence)，高齢者(senior citizens)，セルフケア(self-care)

**Abstract** 超高齢社会のなか，排泄コントロールがうまくいかずにおむつを装着する高齢者が増加しているなかで，失禁関連皮膚炎(incontinence-associated dermatitis；IAD)が注目されている．IADは，失禁により皮膚に排泄物が付着することで生じる皮膚障害であり，皮膚表面の接触皮膚炎だけでなく，皮膚内部から進行する組織傷害も同時に発生する．
　高齢者にIADが生じた場合，日常生活やQOLまでも低下させる可能性があるため，予防と早期発見が重要となる．また，高齢者のIAD対策には，身体的特徴や皮膚障害の治療だけでなく，生活の側面にも目を向け，排泄機能・排泄行動の双方の状態をアセスメントし，関わることが求められる．

## 失禁関連皮膚炎（IAD）の概要と背景

　失禁関連皮膚炎(incontinence-associated dermatitis；以下，IAD)は，昨今の医療現場で注目されている皮膚障害であり，尿失禁または便失禁の患者によくみられる臨床症状である．その背景には，超高齢社会のなか，加齢に伴う身体的な変化から失禁を生じている高齢者が増加していることがある．我が国における高齢者の尿失禁の有病率は在宅者の10%であり，病院・老人施設入所者の50%であると報告され[1]，便失禁の有病率は，65歳以上の男性で8.7%，女性で6.6%と報告されている[2]．これまでも，失禁に伴い皮膚に尿や便が付着することで生じる皮膚炎が問題視されてきていた．しかし，臨床家および研究者が各々で「会陰部皮膚炎」，「おむつかぶれ」，「刺激性皮膚炎」，「おむつ皮膚炎」など，様々な名称で表現されていたため，しばらくの間，統一した見解がなされていなかった．失禁に起因する尿や便との接触が直接的原因となって生じた皮膚症状と他の症状を区

別し，その症状が会陰部だけでなく，かつ，あらゆる年代において影響を及ぼすためIADという用語が推奨され，IADを統一した名称とすることが提唱された[3]．

　日本創傷・オストミー・失禁管理学会ではIADを，「尿または便(あるいはその両方)が皮膚に接触することにより生じる皮膚炎である．この場合の皮膚炎とは，皮膚の局所に炎症が存在することを示す広義の概念であり，その中に，いわゆる狭義の湿疹・皮膚炎群(おむつ皮膚炎)やアレルギー性接触皮膚炎，物理化学的皮膚障害，皮膚表在性真菌感染症を包括する．」と定義している[4]．IADは特定の疾患を示す用語ではなく，複数の疾患単位が併存・共存している状態を示すものである．

　IADが生じると，尿や便が接触する部位の紅斑やびらん，潰瘍などを生じ，疼痛や瘙痒感など不快な症状を呈することで，患者にとって苦痛となる．また，IADの発症により日常生活動作(activities of daily living；ADL)の低下をきたすこと，不快な症状によって睡眠が阻害されることなどから，生活の質(quality of life；QOL)の低下をきたすまでに至る場合もあるため，予防と早期発見・

* Naoko ARAI，〒173-8605 東京都板橋区加賀2-11-1　帝京大学医療技術学部看護学科，教授

早期治療が必要である.

## IAD の発生機序

IAD は,皮膚への物理的および化学的刺激など複数の要因により生じる.

### 1.皮膚の生理機能

皮膚の表面には,弱酸性の皮脂膜が存在する.皮膚はこの弱酸性によって細菌や真菌などから護られている(酸外套).この弱酸性は,汗の中に含まれている乳酸や皮膚表面の脂肪酸などにより作られている.皮膚の表面が酸性である場合,アルカリ性物質の作用をある程度中和することが可能となっている(皮膚の緩衝作用).

### 2.水分による影響

失禁で皮膚に触れた尿や便に含まれる水分が付着することで,局所の水分過多が起き,角質細胞の膨張および,細胞間の隙間に水分が入り込み,バリア機能および物理的強度が低下する[5)6)].これが浸軟である.浸軟した皮膚は,摩擦やずれなどで容易に皮膚損傷を生じる.

### 3.化学的刺激の影響

化学的刺激とは,尿に含まれる尿素,あるいは便に含まれる消化酵素によるものである.尿素自体はほぼ中性であるが,細菌により分解されることでアルカリ性のアンモニアへと変化する.そのため,尿が長時間付着した皮膚は,アルカリ性に傾き,皮膚のバリア機能の1つである酸外套が破壊されることで,細菌や真菌が増殖しやすい環境となる.その結果,感染のリスクが高まる.また,便に含まれる消化酵素であるリパーゼやタンパク質分解酵素により,皮脂や角質細胞間脂質が分解される.その結果,皮膚のバリア機能が低下する.

### 4.炎症反応

浸軟および酸外套の破壊,皮脂や角質細胞間脂質の分解によりバリア機能が低下した角質層を,生体にとっての様々な刺激物(細菌や消化酵素など)が通過した場合,角質細胞がサイトカインを放出することで炎症反応が惹起され,皮膚の炎症として確認される.また,侵入が真皮レベルにま

で達することもあり[7)],その場合は組織内部から傷害が始まり,周辺の組織を傷害する.つまりIAD は,尿や便の付着による様々な影響により,皮膚表面の接触皮膚炎だけでなく,皮膚内部から進行する組織傷害も同時に発生する.

## 高齢者の特徴と IAD の発症因子

### 1.高齢者の皮膚の特徴と IAD

高齢者の皮膚は,皮脂膜が少なく,皮膚の水分量の減少,ドライスキンなど,皮膚が脆弱となる傾向があるため,皮膚のバリア機能もそれらに合わせて徐々に低下する.また,加齢による膠原線維および弾性線維の減少,脂肪組織や筋肉組織の減少により,その剛性や弾性は低下し,シワやたるみが多くなる.そのため,失禁によって付着した排泄物は皮膚に生じた隙間に入り込むことで,皮膚への化学的刺激が長時間に及ぶ場合があり,それが IAD の発生因子となる.

また,寝たきり,認知症,排泄に関わる括約筋の制御が適切に行われない場合は,おむつを常時使用することになる.おむつ内の環境は,高湿度であり摩擦を受けやすいうえに,排泄物を皮膚にとどまらせる状況を作り上げる.加齢による皮膚の脆弱化におむつの使用による皮膚の浸軟などが加わることで,より外的刺激に対する耐性が低下する.そのため,おむつの使用はIAD の発生因子の1つとなる.

### 2.高齢者の生活の特徴と IAD

高齢者へ関わる際は,身体的な特徴だけではなく,生活を含めた視点が必要となる.例えば切迫性尿失禁であれば,トイレまでの距離や行きつくまでの所要時間によっても,その失禁の回数は変化するであろう.また,おむつや尿取りパッドを使用している場合,汚染した都度交換するだけの十分な財力や購入するための手段を得ているかまで考えておく必要がある.また,認知症や運動機能障害により,自身で排泄のコントロールが行えない高齢者の場合,その失禁の頻度・タイミング,排泄物の性状と食事内容なども含めたアセスメン

トが必要になる．また，自身で体位を変換できない，いわゆる"寝たきり"の高齢者の場合は，長時間とっている体位とおむつ内に生じている皮膚障害の部位との関係についても検討することが必要であると考える．

認知症などにより排泄や清潔のセルフケアが行えなくなることは，IADの主たる要因になると考える．臀部や陰部は，通常，外からみることのできない部位であるという特色から，局所の状態は本人または看護・介護者のみが把握できる．しかし，臀部や陰部を他者にみせる，他者の臀部や陰部をみることには羞恥心を伴い，オープンになりにくい．そのため，皮膚障害が生じている，もしくは生じるリスクがあることに気づきにくく，痛みや違和感が増強して初めて発覚することもある．また，認知レベルが低下することにより，陰部の清潔を保つことの必要性の理解よりも，おむつ＝下着を取られ自身の恥ずかしい箇所を曝すことへの嫌悪感が勝り，なかなか他者に臀部・陰部のケアを委ねられないという事例も存在する．一方，看護・介護する側の問題としては，排泄ケアへの身体的・精神的負担がある．在宅重度要介護高齢者の排泄介護に対する家族の負担に着目した調査では，身体的負担がある家族介護者が71％，社会・経済的負担，心理的負担がある家族介護者はそれぞれ56％と50％であったこと[8]から，在宅介護を行う介護者（家族）の負担感は強いといえる．臀部・陰部のケアの時間や機会を減らさざるを得ない状況では，観察不足・皮膚の汚染物の除去不足・愛護的な操作不足による，さらなる皮膚障害などが生じる可能性もある．また，ベッド上でおむつ交換や陰部の清潔ケアを行う際には，体位変換などの身体的負担も増える．このような状況下で「おむつ交換は必要最小限に」という流れになると，「単純に交換回数を減らす」，「尿取りパッドを何枚も重ねる」といった対策になりがちである．これは，失禁後の皮膚の浸軟を招き，IADの発生要因となる．また，時間短縮を目指した場合は，おむつを引き抜く操作などで物理的に強い刺激を与え，皮膚の損傷の要因となる．

## IADの症状

IADは，皮膚の紅斑，浮腫，びらんとして現れることが多い．また，水疱や小水疱，丘疹を伴うこともある．発生したIADの肉眼的所見は，辺縁部は不明瞭であり，斑状および広域にわたり連続的に発現する場合がある．皮膚下層に炎症があるため，熱感や硬結を感じることがある．重症例では，表皮全体が欠損して真皮が露出し，滲出液が出ている場合もある．また，カンジダ症や白癬菌感染はIADに伴う二次感染症の1つであり，高い頻度で確認される[9]．

## IADの好発部位

IADの好発部位は，会陰部，肛門周囲，臀裂，臀部，鼠径部，下腹部，恥骨部など，排泄物が接触し得る部位である．尿や便と接触する皮膚の程度によっては，会陰部を越える部位まで拡大する場合がある．尿失禁では，IADは鼠径部のシワ，女性の大陰唇のシワ，または男性の陰嚢に発現しやすい．また，下腹部にまで広がり，大腿前部および大腿内側にまで及ぶ場合もある．便失禁では，肛門周辺を中心とし，臀裂および臀部に発現することが多く，仙尾部の上方や背部へ拡大し，下方へ拡大して大腿後部に達する場合がある．

## IADの予防

IADの予防には，第一に皮膚に排泄物が付着することの回避，または最小限に抑えることが重要となる．そのため，患者の排泄機能および排泄自立度を確認し，排泄機能・行動ともに自立できるよう支援する．認知症の患者においても，その認知レベルによって，セルフケアを促す関わりは可能である．例えば，本人の排泄パターンを見極め，失禁をする前にトイレへ誘導することで，失禁の頻度を減らす関わりも有効である．また，おむつやパッドの交換については，排泄行動が自立しているのであれば，本人に交換を委ねつつ，必要時

表 1. 尿失禁の分類

| 1. 腹圧迫性尿失禁 | 咳・くしゃみ・笑い，立ったとき，重い荷物を持ち上げたときなど腹圧が加わることによって，突然失禁する状態．尿意はなく，尿が少しもれる程度（50 mL 以下）．出産，肥満，老化，前立腺摘出後など，骨盤底筋群のゆるみや膀胱頸部の下垂によって起こる． |
|---|---|
| 2. 切迫性尿失禁 | 尿意と同時に膀胱が収縮し，不随意に尿失禁する状態．しばしば，膀胱の容量が小さくなっており，頻回の尿失禁がみられる．脳血管疾患など，排尿を随意的に抑制する高位排尿中枢の命令系統が障害されると起こる． |
| 3. 反射性尿失禁 | 膀胱内に一定の尿が貯留することによって，何らかの刺激で膀胱が反射的に収縮して尿失禁する状態．尿意はなく，1回の尿失禁が大量である．脊髄損傷などにみられる． |
| 4. 溢流性尿失禁 | 尿道の閉塞や膀胱の排出機能低下により，膀胱が過伸展するため多量の尿が貯留し，尿道から尿がもれてくる状態．尿意はない．前立腺肥大による尿道狭窄，膀胱萎縮，神経因性膀胱や痴呆などにみられる． |
| 5. 機能性尿失禁 | 尿意はあるが，前述した一連の排泄行為が円滑にできないために起こる尿失禁．運動障害や痴呆などにみられる． |

表 2. IAD アセスメント項目：全身要因・皮膚の脆弱化（日本創傷・オストミー・失禁管理学会（編）：IAD ベストプラクティス，照林社，p.20，2019．より引用）

- 低栄養状態
- 血糖コントロール不良な糖尿病
- 放射線療法中あるいは使用歴（骨盤内腔照射に限る）
- 免疫抑制剤使用中
- 抗がん剤使用中
- ステロイド剤使用中
- 抗菌薬使用中
- ドライスキン
- 浮腫

表 3. IAD アセスメント項目：臀部・会陰部環境（日本創傷・オストミー・失禁管理学会（編）：IAD ベストプラクティス，照林社，p.20，2019．より引用）

- 排泄物による浸軟
- 皮膚のたるみ
- 関節拘縮などによる股関節の開排制限
- 膀胱直腸瘻・直腸腟瘻
- 尿・便以外の刺激物の接触（帯下・下血など）
- 頭側挙上，座位などの長時間同一体位による圧迫ずれ（排泄物の密着状態）
- 介護力の不足
- 患者の拒否によるケアの実施困難
- 過度な洗浄・拭き取り

に観察とケアを行うこともできる．排泄行動を改善することで排泄をコントロールできる場合は，患者が自立して行える行動と介助がいる行動を吟味したうえで，必要な介助を行いながら，排泄がスムーズに行えるよう関わることが重要となる．排泄行動の自立が困難な場合は，看護・介護者が主導とはなるが，患者本人が納得する嫌なことと感じない対応をすることで，拒否なく行えることを目指す．使用するおむつやパッドの特徴（種類やタイプ，吸水量など）についても十分な理解が必要である．最近では，吸水能が高く逆戻りしないもの，吸収した尿や軟便を拡散しにくいタイプのものも出ている．

排泄機能については，尿失禁の種類（表1）や便失禁の頻度・性状を把握したうえで，失禁のコントロールが可能であるのか，排泄物が皮膚へ付着する時間などをアセスメントし，リスクの低減に向けた援助を行う．ただし，コントロールが困難

な尿失禁であっても，尿道留置カテーテルは尿路感染症などの患者の不利益にもつながるため，安易に使用せずに，おむつの適切な使用と管理で対応することを第一選択としたい．

また，IAD のリスク「全身要因・皮膚の脆弱化」，「臀部・会陰部環境」をアセスメントすることが必要となる（表2，3）．全身要因では，患者の既往歴や現病歴などから，皮膚の脆弱化を招く因子を検討する．臀部・会陰部環境では，局所の排泄物汚染の可能性について検討する．

排泄物が皮膚に付着した際には，早い段階で除去し，皮膚の清潔を保持するための清拭・洗浄を行い，保湿をして皮膚の生理機能を正常に保つよう留意する．排泄物の除去には，ウェットワイプを用いて刺激がないように拭き取るか，洗浄剤もしくは微温湯で皮膚を優しく洗浄することがポイントとなる．洗浄剤を用いるときは，弱酸性のものを用いると皮膚への刺激が少ない．アルカリ性

**表 4.** IAD と褥瘡を鑑別する（文献 10 より引用）

| パラメーター | IAD | 褥　瘡 |
|---|---|---|
| 病　歴 | 尿便失禁 | 圧力/剪断力への曝露 |
| 症　状 | 疼痛，灼熱感，痒み，刺痛 | 疼痛 |
| 位　置 | 会陰部，性器周辺部，臀部，臀溝，大腿上方の内側と後部，下背部が影響を受け，骨突出部へも拡大することがある | 通常は骨突出部または医療機器の接触している箇所が影響を受ける |
| 形状/辺縁部 | 患部はびまん性炎症を呈し，辺縁部が明瞭でなく，均等性がないことがある | 辺縁部または周辺部は明瞭 |
| 臨床所見/深さ | 皮膚に損傷はなく，紅斑が認められ（消退するまたは消退しない紅斑），上層部皮膚の部分欠損が認められることがある | 臨床所見は，消退しない紅斑を有する無損傷の皮膚から，皮膚の全層欠損まで様々である 創底に壊死組織が含まれる場合がある |
| その他 | 二次的な表在性皮膚感染症（カンジダ症など）が認められる場合がある | 二次的な軟部組織感染症が認められる場合がある |

の洗浄剤は，皮脂を過剰に除去するため適さない．洗浄および洗浄後の拭き取りの際は，強く拭き取ることで物理的刺激を与え皮膚を損傷するリスクがあるため，丁寧に押さえ拭きを行う．特に鼠径部や臀裂部は蒸れやすく，水分が残ると真菌感染が起こりやすくなるため，シワの間も丁寧に伸ばして拭き取る．

保湿は，皮膚のバリア機能を正常に保つために必要となる．保湿はタイミングが重要となり，洗浄によって皮脂が除去された後に速やかに塗布すると，水分の蒸散予防が効果的に行える．保湿剤は様々な種類があるが，おむつ内の多湿環境のなかで浸軟を予防するという観点から，皮膚に水分を与えるタイプのものは適切でないと考える．

失禁の状況によっては，皮膚を保護することが必要となる．特に軟便・下痢便の失禁や頻回または多量の尿失禁の際は，あらかじめ皮膚に撥水効果のある皮膚保護剤を塗布するなどして，排泄物の付着による化学的刺激から皮膚を保護しておくとよい．

このように，IAD 対策にはスキンケアの原則である「洗浄」，「保湿」，「保護」が基本となる．

### IAD 発生時のケア

IAD 発生時は，一番の原因である失禁を改善し，排泄物が皮膚に付着する時間を短縮することが重要となる．そのため，失禁の原因と回数や性状などの現状を把握し，可能なものには積極的に対応していくことが求められる．特に下痢便を失禁している場合は，消化酵素が肛門周辺に付着し，とどまるために皮膚障害を生じやすいので，コントロールを積極的に行う必要がある．

次に，皮膚障害が生じている部位を把握する．一言にIADといっても，その発生部位はまちまちである．発生部位から発生原因を特定できることもあるため，発生部位の観察は十分に行う．IADは褥瘡好発部位と似通った位置に発生するため，IADなのか褥瘡なのかも判断する必要がある（表4）．

皮膚のケアについては，予防法と同様となるが，IAD が生じている場合は，さらに重点的な皮膚の保護を行うことが必要となる．また，局所の疼痛を感じている場合も多いため，援助時には疼痛を生じない，または最低限となるような配慮が必要となる．疼痛や不快感によって日常生活に支障をきたしていないかを十分観察し，介入が必要な場合には積極的に援助を行う．

### おわりに

高齢者のIADは，高齢者の身体的特徴に加え，生活，特に排泄のセルフケアの視点からも考え，予防と治療に臨むことが重要となる．看護・介護者の負担を軽減し，かつ効果的に予防・治療を行うためには，皮膚の観察やスキンケア・治療方法のみならず，患者の排泄機能・排泄行動への理解が必要となる．

## 文　献

1) 失禁対策検討委員会失禁マニュアル等作成委員会（編）：失禁にどう対処するか—保健・医療・福祉関係者のためのガイドライン，財団法人日本公衆衛生協会，1993.

2) Nakanishi N, Tatara, K, Naramura H, et al：Urinary and Fecal Incontinence in a Community-Residing Older Population in Japan. *J Am Geriatr Soc*, **45**：215-219, 1997.

3) Gray M, Bliss D, Doughty B, et al：Incontinence-associated dermatitis：a consensus. *J Wound Ostomy Continence Nurs*, **34**(1)：45-54, 2007.

4) 日本創傷・オストミー・失禁管理学会（編）：IAD ベストプラクティス，照林社，p.6，2019.

5) Bouwstra JA, de Graaff A, Gooris GS, et al：Water distribution and related morphology in human stratum corneum at different hydration levels. *J Invest Dermatol*, **20**(5)：750-758, 2003.

6) Tan G, Xu P, Lawson LB, et al：Hydration effects on skin microstructure as probed by high-resolution cryo-scanning electron microscopy and mechanistic implications to enhanced transcutaneous delivery of biomacromolecules. *J Pharm Sci*, **99**(2)：730-740, 2010.

7) Minematsu T, Yamamoto Y, Nagase T, et al：Aging enhances maceration-induced ultrastructural alteration of the epidermis and impairment of skin barrier function. *J Dermatol Sci*, **62**(3)：160-168, 2011.

8) 菊池有紀，薬袋淳子，島内　節：在宅重度要介護高齢者の排泄介護における家族介護者の負担に関連する要因．国際医療福祉大学紀要，**15**(2)：13-23，2010.

9) 倉繁祐太：失禁関連皮膚炎患者における白癬菌の検出率と白癬併発例に対する治療経過．日創傷オストミー失禁管理会誌，**24**(3)：334-337，2020.

10) 真田弘美（監訳）：Global Expert IAD Panel（国際IAD 専門家委員会）議事録；ベストプラクティス原則 失禁関連皮膚炎：予防を促進する，Wounds International，p.9，2016.

MB Derma, 316：37-44, 2021.

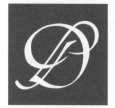

◆特集／知っておくべき高齢者の皮膚の扱い方—スキン-テア, MDRPU, IADまで—

# IADとする前に
## —包括される疾患と鑑別が必要な疾患—

袋　秀平*

**Key words**：超高齢社会(super-aging society)，失禁(incontinence)，失禁関連皮膚炎(incontinence associated dermatitis；IAD)，IAD-set

**Abstract**　超高齢社会の進行に伴い，在宅や施設で療養する高齢者が増加する．高齢者の失禁の頻度は高く，尿や便が付着することにより皮膚に様々な障害が発生し，特に看護や介護の面で問題になっている．そうした皮膚の障害は，近年ではIAD(incontinence associated dermatitis，失禁関連皮膚障害または失禁関連皮膚炎)として包括されている．IADには湿疹・皮膚炎，感染症，物理的皮膚障害などが含まれており，適切な治療を行うには，やはり病態を区別して皮膚科的診断をつけることが望ましい．また腫瘍性疾患など，鑑別すべき疾患もある．IADを定量的に評価するスケールとしてIAD-setが開発されている．

## はじめに

我が国の65歳以上の人口は3,619万人となり，総人口に占める割合(高齢化率)は28.8%となった(2020年10月1日現在)[1]．在宅者の10%，病院・高齢者施設入所者の50%に尿失禁がみられるといわれている[2]．近年では尿または便(あるいは両方)が皮膚に接触することにより生じる皮膚炎を，IAD(incontinence associated dermatitis)と呼称されるようになってきた．ここでいう皮膚炎とは，「皮膚の局所に炎症が存在することを示す広義の概念であり，その中にいわゆる狭義の湿疹・皮膚炎群(おむつ皮膚炎)やアレルギー性接触皮膚炎，物理化学的皮膚障害，皮膚表在性真菌感染症を包括する」とされている[3]．

我々皮膚科医は診断を行う際にその病態も考慮し，結果的に同じ炎症を起こす疾患であっても湿疹・皮膚炎や感染症，その他の皮膚障害などを厳密に区別して皮膚科学的な診断をつけてきた．しかし，IADは尿・便の接触によって惹起される皮膚の障害をすべて含んでしまうため，用語的には「dermatitis」が用いられているが，皮膚科医がイメージする「皮膚炎」と同一ではなく，単一の診断名ではないことに注意が必要である．

## IADとする前に

### 1．IADに包括される皮膚疾患
### a）接触皮膚炎

IADと総称される状態のなかで一番多いのは接触皮膚炎ではないだろうか．大まかに分けて刺激性とアレルギー性に分類されると考える．

図1は「褥瘡ができた」という触れ込みで往診依頼があった例であるが，家人が排尿・排便のたびに頻繁に洗浄剤を用いてごしごしと洗っていた．保清も大事だが，そこまで洗う必要はないことを伝えてステロイド外用と保湿で軽快した．図2は尿の量が多く，軟便も頻回に出ていたため，承諾を得て一時的にバルーンカテーテルを挿入し，排便調整を行い，ステロイド外用にて治療を行った．刺激を軽減するための，被膜を形成する保護スプレーなども使用に値する．

刺激性接触皮膚炎には血清中亜鉛の欠乏の関与

*　Shuhei FUKURO, 〒234-0051　横浜市港南区
　　日野8-8-7-2F　ふくろ皮膚科クリニック，院長

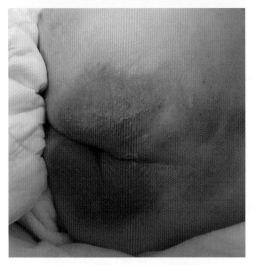

図 1. 洗いすぎによる皮膚炎

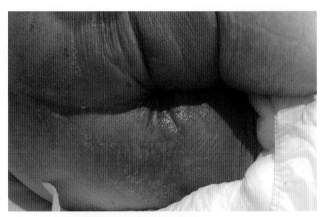

図 2. 尿・便の強い刺激による皮膚炎

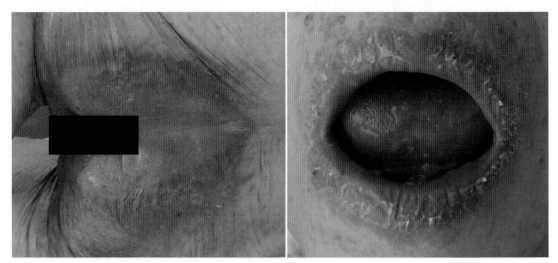

図 3. 遷延する臀部の皮膚炎の経過中に口囲の皮膚炎を発症，低亜鉛血症の治療により改善した例

が指摘されている．図3は難治性の臀部の皮膚炎の経過中に口囲の発赤・鱗屑が出現したため，血清亜鉛を計測したところ低値を示した．亜鉛製剤を内服させたところ，遷延していた臀部の皮膚炎，口囲ともに改善した．

褥瘡の治療中に接触皮膚炎を生じることもしばしば経験する．図4はデブリドマンとヨード製剤で軽快しつつあった褥瘡が悪化したとして連絡があった例であるが，ヨード製剤を中止してステロイド外用を行ったところ，そのまま褥瘡も治癒した[4].

### b）真菌感染症

（1）**カンジダ症**：カンジダ症も IAD のなかでは頻度が高いと思われる．カンジダが常在する直腸や腟が開口しており，高温多湿の状態が維持されてしまうためにおむつ内部にカンジダ症が発症しやすいことは自明である．水疱や膿疱が衛星病巣を形成することも多いが，水疱などがみられずに膜様の鱗屑を付着することがある（図5）[5].一見しただけでは診断がつかない例もあり，直接鏡検を行うことが推奨される．

しかし，直接鏡検が行えなかったり，そもそも在宅や高齢者施設などの現場に皮膚科医がいない例も多くあり，IAD への対処に難渋する例も少なくない．

Nakagami らは，おむつ皮膚炎（ここでは IAD

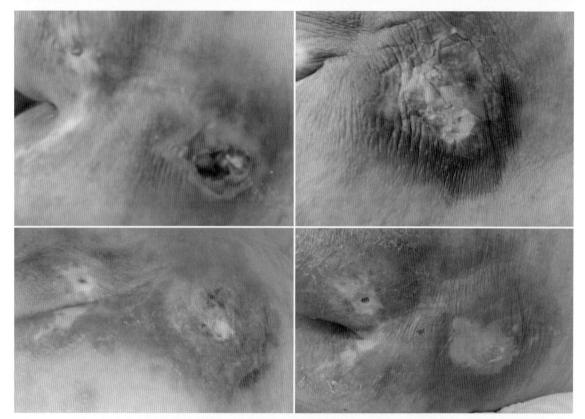

<u>a</u>|<u>b</u>
<u>c</u>|d

図 4. 褥瘡治療中にヨード製剤による接触皮膚炎を発症し，ステロイド外用にて改善した例
　　　　a：初診時
　　　　b：1 週間後．軽快傾向
　　　　c：2 週間後．ヨード製剤による接触皮膚炎発症
　　　　d：3 週間後．ヨード製剤中止とステロイド軟膏外用にて改善

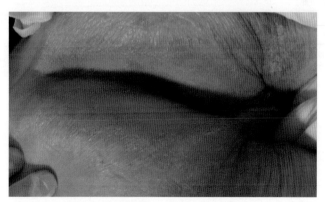

図 5. 膜様鱗屑からカンジダを検出

と同義と思われる）に対処するためのアルゴリズ
ムを作成している（図6)[6]．図7は実際にこの文献
通りにエキザルベ®を外用して改善した例である．
　**(2) 股部白癬・臀部白癬**：高齢者は未治療の足白
癬，足爪白癬を有している例が多く，おそらくは
自分の白癬菌が陰部・臀部に付着して発症するも

のと思われる．
　カンジダ症にしても体部白癬にしても，刺激性
の接触皮膚炎を合併していることも多いので，状
況によって抗真菌薬とステロイド外用薬などを使
い分け，あるいは一時的にせよ併用することを必
要とする場合がある．

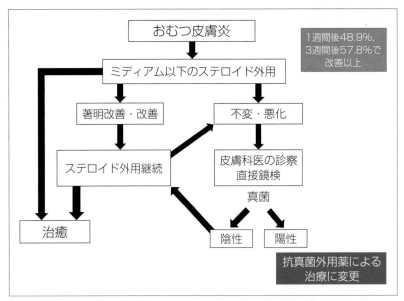

図 6. おむつ皮膚炎の治療アルゴリズム（文献 6 より引用改変）

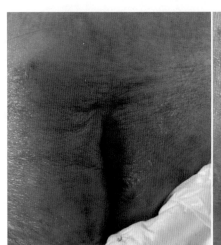

a．初診時

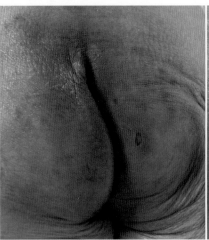

b．2 週間後

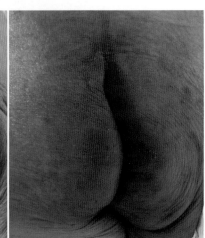

c．3 週間後

図 7. エキザルべ® 外用にて軽快した IAD

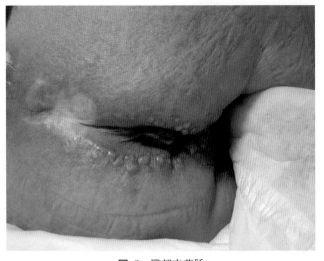

図 8. 臀部肉芽腫

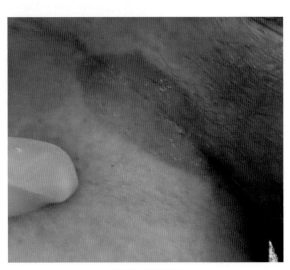

図 9. 間擦疹

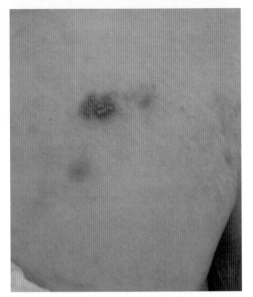

図 10. 単純疱疹(慢性再発性性器ヘルペス)

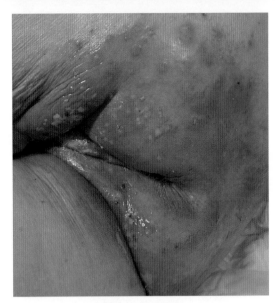

図 11. 単純疱疹

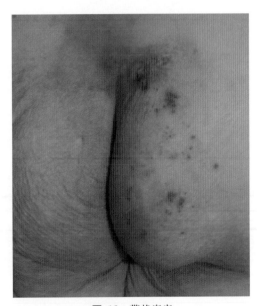

図 12. 帯状疱疹

### c）臀部肉芽腫

乳児にもみられるが，高齢者や障害者などでおむつを使用している場合にも発生する．尿や便が持続的に接触し，不潔や浸軟などが原因であるとされていることを考えると，まさにIADの概念に当てはまる疾患である[5]（図8）．

### d）間擦疹

間擦疹は間擦部位（皮膚同士がこすれ合う部位）に生じる表在性の皮膚炎であり，外力（摩擦力）と浸軟が原因とされる．鼠径部や肛囲などにも生じる．真菌，特にカンジダによる場合はカンジダ性間擦疹と呼ばれる．図9は右鼠径部に生じた紅斑に抗真菌剤を外用しても改善しないために往診依頼があった患者で，保清と乾燥に留意してステロイド外用を行ったところ軽快した．

### 2．IADと鑑別する必要がある皮膚疾患

### a）ヘルペスウイルス感染症

外陰部は単純疱疹の好発部位の1つである．いわゆる慢性再発性性器ヘルペスにはよく遭遇するが（図10），図11は臀部全体に病変が広がり強い炎症を伴った例である．帯状疱疹については注意深く観察すれば診断がつくと思われるが，診断が難しい場合は検査キットを使用するとよい（図12）．

### b）腫瘍性疾患

外陰部に生じる皮膚悪性腫瘍は多数ある．悪性黒色腫や基底細胞癌は臨床的な診断がさほど難しくないと思われる．扁平上皮癌が潰瘍を形成した例では，発生部位にもよるが褥瘡と鑑別が必要となる場合がある．Bowen病は湿疹との鑑別が難しく，皮膚科医の診察や皮膚生検が必要である．頻度はさほど高くないものの，乳房外Paget病は，炎症性変化と見誤ることがあり自覚症状を欠く例が多いため，非皮膚科医によって湿疹と判断され

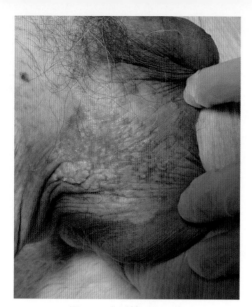

図 13. 乳房外 Paget 病

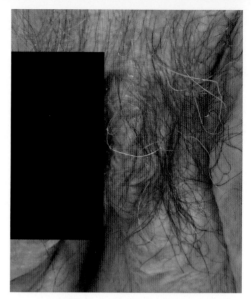

図 14. 乳房外 Paget 病

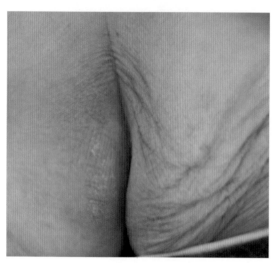

図 15. 老人性臀部角化性苔癬化皮膚

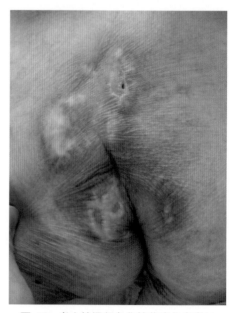

図 16. 老人性臀部角化性苔癬化皮膚に
生じた皮膚潰瘍

て漫然と外用治療が続けられていることがある．
図 13 は高齢男性の陰嚢にみられた乳房外 Paget
病で，前医（内科医）によってアズノール®軟膏が
処方されていた[7]．また図 14 は女性の外陰部で，
一見白苔を付着しているようにみえるが真菌は陰
性であり，生検によって乳房外 Paget 病の診断が
確定した．2 例ともに外科的治療の侵襲の大きさ
と年齢・併存疾患・全身状態を考慮して，経過観
察とした．

3．基本的には IAD と区別すべきだが，失禁
　の影響で増悪する場合が多い疾患

a）老人性臀部角化性苔癬化皮膚

高齢者の臀裂上部両側にみられる角化性，粗糙
な局面である．基本的には痛みや痒みなどの自覚
症状はないが，この部分に真菌が感染したり，亀
裂や潰瘍を生じたりすると，ときに難治となるた
め，それよりも前に治療・予防介入することが重
要である（図 15）．

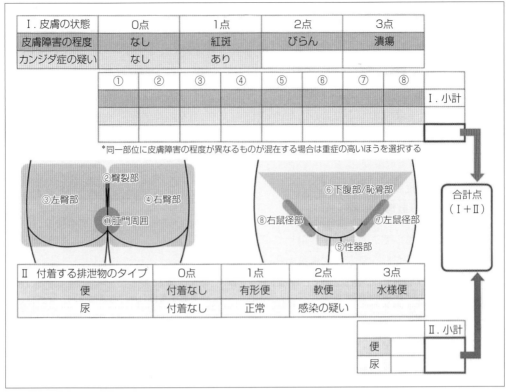

| Ⅰ. 皮膚の状態 | 0点 | 1点 | 2点 | 3点 |
|---|---|---|---|---|
| 皮膚障害の程度 | なし | 紅斑 | びらん | 潰瘍 |
| カンジダ症の疑い | なし | あり | | |

| | ① | ② | ③ | ④ | ⑤ | ⑥ | ⑦ | ⑧ | Ⅰ. 小計 |
|---|---|---|---|---|---|---|---|---|---|
| | | | | | | | | | |
| | | | | | | | | | |

*同一部位に皮膚障害の程度が異なるものが混在する場合は重症の高いほうを選択する

②臀裂部
③左臀部　④右臀部
①肛門周囲
⑥下腹部/恥骨部
⑧右鼠径部　⑦左鼠径部
⑤性器部

合計点
（Ⅰ＋Ⅱ）

| Ⅱ 付着する排泄物のタイプ | 0点 | 1点 | 2点 | 3点 |
|---|---|---|---|---|
| 便 | 付着なし | 有形便 | 軟便 | 水様便 |
| 尿 | 付着なし | 正常 | 感染の疑い | |

| | Ⅱ. 小計 |
|---|---|
| 便 | |
| 尿 | |

図 17. IAD-set（文献 3 より引用）

反復する外的な刺激が原因と考えられるため，座位や臥位での姿勢やクッションに注意する必要があるが，生活習慣に関わるものであり，なかなか改善しにくいのが現実である．外用治療についても湿疹や感染を起こしていれば，まずそれらに対処し，角化性局面については，保険適用外ではあるがビタミン $D_3$ 軟膏が有効である場合もある．

発生部位が臀部であるため，尿や便による影響を受けやすい．図16は，仙骨部周囲は褥瘡の瘢痕であるが，臀裂両側については老人性臀部角化性苔癬化皮膚の上に生じた潰瘍である．角化と浸軟により脆弱化した皮膚に外力が加わって生じたもので，尿や便に曝露されたための変化と考える．日本褥瘡学会による定義によれば，「褥瘡は骨と皮膚表層の間の軟部組織の血流低下に起因するもの」であり，この例では骨は潰瘍形成に関与しているかどうか微妙であり，厳密に褥瘡とは言い難い．高齢者施設などでしばしば遭遇する状態である．

## IAD のアセスメントについて

IAD を定量的に評価するツールとして，日本創傷・オストミー・失禁管理学会から IAD-set（S：skin，E：excrement，T：tool）が提唱されている．皮膚の状態と，皮膚に付着する排泄物のタイプについて評価することになっている．

詳細は図17[3]を参照されたいが，皮膚障害の程度とカンジダ症の疑いの有無の2項目を，8か所の観察部位について採点して合計した点数をⅠとする．さらに付着する排泄物のタイプを便と尿について合計したものをⅡとして，ⅠとⅡを合計したものが最終の点数となり，経時的に評価，比較することによって改善・悪化について判断する．

綿密な検討の結果作成され，既に妥当性が評価されたツールである．研究・教育機関において使用するのは問題ないが，皮膚科医として，また在宅医療の現場に立つ者として日常的に使用できるかといわれると，カンジダ症の疑いの判断を誰が

どのように行うのか(皮膚科医とそれ以外では判断が大きく異なるであろう)，感染尿の判断は的確にできるのか，多忙な業務のなかで8か所もの観察部位について採点する手間が大変ではないか，などの疑問が残る.

## まとめ—実際の皮膚科診療における IADという概念の意義—

通常の皮膚科外来において，おむつを使用して来院する成人患者は多くない．筆者は皮膚科の在宅医療を積極的に行っており，高齢者施設への診察に出向く機会も多い．施設利用者の多くは寝たきりでおむつを使用しており，当然おむつの中のトラブルも多い．以前と比較してIADに相当する状態が増加したな，と思い施設の看護師に尋ねてみると，「今まで使用していたおむつを高吸収タイプとされるものに変更して交換の間隔を長くした」という回答を得たこともあり，失禁ケアの回数や質と密接に関連していることが実感される．IADという概念に初めて接したとき，皮膚科医という立場からは，「オムツの中の皮膚障害全部を包括して考えるのはいかがなものか，きちんと病態をとらえて診断をつけ，治療とケアに当たるほうがよい」という率直な意見を持った．しかし皮膚科医が身につけている知識，常識，さらに疾患に対する視点は，他職種とは全く異なっている．施設や在宅での診療においては医師，看護師，介護スタッフとの間での情報・認識の共有が重要である．接触皮膚炎，カンジダ症などと正式な病名を伝えて治療・ケアに当たるのが正しいことでは

あるが，IADという概念ができたことによって，おむつの中のケアの重要性が再認識され，説明がしやすくなったようには感じている．

しかし実際に治療を行う場合は，上述したアルゴリズムなども確かに有用であるが，やはり最終的には皮膚科学的な診断が必要であると考える．在宅や施設における皮膚科医のさらなる活躍が望まれる．

## 文　献

1) 内閣府：令和3年版高齢社会白書.（https://www8.cao.go.jp/kourei/whitepaper/w-2021/zenbun/pdf/1s1s_01.pdf）（2021年9月8日最終閲覧）
2) 失禁対策検討委員会失禁マニュアル等作成委員会（編）：尿失禁にどう対処するか—保健・医療・福祉関係者のためのガイドライン，日本公衆衛生協会，1993.
3) 日本創傷・オストミー・失禁管理学会（編）：IADベストプラクティス，照林社，p. 6, 2019.
4) 袋　秀平（著）：在宅で褥瘡を診る！—非観血的治療と局所治療の選択方法—，日本医事新報社，2021.
5) 袋　秀平：【転換期を迎えた創傷・スキンケア！いま皮膚科周囲で何が起こっているのか？】IADとオムツ皮膚炎は同じ？　違うもの？　*J Visual Dermatol*, **17**(2)：132-133, 2018.
6) Nakagami G, Takehara K, Kanazawa T, et al：The prevalence of skin eruptions and mycoses of the buttocks and feet in aged care facility residents：a cross-sectional study. *Arch Gerontol Geritr*, **58**(2)：201-204, 2014.
7) 袋　秀平（著）：70枚の写真で学ぶ　在宅で診る皮膚疾患の基礎知識，日本医事新報社，2019.

MB Derma, 316：45-49, 2021.

◆特集／知っておくべき高齢者の皮膚の扱い方—スキン-テア, MDRPU, IADまで—

# 高齢者の（低温）熱傷

八木洋輔*

Key words：熱傷（burn），低温熱傷（low temperature burn），化学熱傷（chemical burn），生活習慣（lifestyle habit），日常生活動作（activities of daily living）

Abstract　熱傷とは，高温の物体との接触や炎によって起こる皮膚障害である．熱傷受傷の好発原因および傾向は年代によって異なり，本稿では高齢者において特徴的な熱傷，低温熱傷，化学熱傷につき扱う．高齢者の日常における生活習慣や身体的バックグラウンドは，熱傷の受傷機転に密接に関わっており，様々な暖房器具による低温熱傷が多くなっている．また，高齢であるということ自体が合併症の発症や予後にも深く関わっており，熱傷そのものの治療だけでなく，これら合併症の管理や退院後を見据えての治療計画も重要となってくる．

## はじめに

　熱傷とは，高温の物体との接触や炎によって皮膚に障害が起こることを指す．熱傷受傷の好発原因および傾向は年代によって異なり，本稿では高齢者において特徴的な熱傷やその原因およびバックグラウンドにつき扱う．熱傷は通常の熱傷（高温液体，火炎など），低温熱傷（カイロや湯たんぽなど），化学熱傷（酸・アルカリや腐食性物質）などに分類される．菊池らによる60歳以上の高齢者における調査では，原因別に多いものを挙げると高温液体（33.1％），低温熱傷（28.1％），火炎（18.2％），高温個体（16.5％）となっている[1]．

## 通常の熱傷

　一般的に，皮膚は70℃を超える高温に曝露されると1秒以内に障害を受けてしまう[2]．熱傷は，その障害の深さにより分類されており，Ⅰ度熱傷，Ⅱ度熱傷，Ⅲ度熱傷に分類されている[3]．最も浅いⅠ度熱傷（表皮熱傷：epidermal burn）では紅斑および浮腫が主な症状であり，疼痛はあるも

＊ Yosuke YAGI, 〒543-8555　大阪市天王寺区筆ケ崎町 5-30　大阪赤十字病院皮膚科，副部長

のの，通常は数日で治癒が得られる．真皮まで及ぶⅡ度熱傷（真皮熱傷：dermal burn）は，さらに浅達性Ⅱ度熱傷（superficial dermal burn；以下，SDB），深達性Ⅱ度熱傷（deep dermal burn；以下，DDB）に分けられ，SDBは通常，瘢痕を残さず治癒するが，DDBとなると，しばしば潰瘍化，瘢痕となる．さらに深部に及ぶⅢ度熱傷（皮下熱傷：deep burn）では，障害は皮下組織まで及び，創傷治癒まで時間を要するとともに瘢痕を残してしまう（表1）．ただ，受傷直後に正確な深達度判定ができる割合は60〜75％程度と報告されており[4]，損傷の深さについてはある程度経時的に判断していく必要がある（図1）．重症度分類としてArtzの基準（表2）が用いられており，専門機関への搬送判断基準として参考にされている[5]．高齢者の場合は着衣着火，熱湯や入浴時の事故などで受傷することが多い（図2）．着衣着火とは，身に着けている衣服に着火してしまう火災のことであり，仏壇のロウソクやガスコンロの火による受傷が挙げられる．熱湯による熱傷では，ストーブの上などで加湿のためにヤカンを使用しているなど，大量の熱湯をかぶることが多く，入院の確率も高い．入浴時熱傷の場合は，高温の浴槽に浸

表 1. 熱傷の分類（文献 3 より引用）

| I 度 | 表皮熱傷(epidermal burn) | 紅斑, 浮腫, 疼痛 | 瘢痕は残さない. |
|---|---|---|---|
| II 度 | 真皮浅層熱傷<br>(superficial dermal burn) | 水疱(紅色調)など | 瘢痕を残すことは少ない. |
| | 真皮深層熱傷<br>(deep dermal burn) | 水疱(紫斑, 白色)など | 瘢痕を残すことが多い. |
| III 度 | 皮下熱傷(deep burn) | 黒色, 褐色または白色 | 瘢痕を残す. |

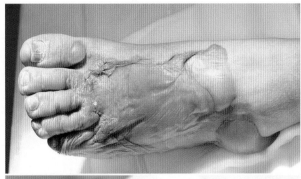
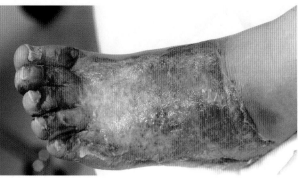
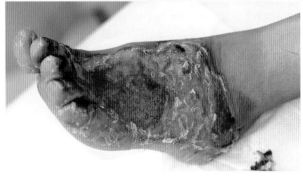

| a | b |
|---|---|
| c | |

図 1.
ヤカンの熱湯を足にこぼして受傷した症例
　a：受傷直後
　b：受傷から 1 週間後
　c：受傷から 3 週間後. 受傷初期は熱傷の深達度が
　　わかりにくい.

表 2. Artz の基準

＜重症熱傷（総合病院での加療が必要）＞
II 度熱傷で 30％以上のもの
III 度熱傷で 10％以上のもの
顔面, 手, 足, 陰部の III 度熱傷
気道熱傷（疑いも含む）
軟部組織の損傷や骨折を伴うもの
＜中等度熱傷（一般病院での入院加療）＞
II 度熱傷で 15～30％のもの
III 度熱傷で 10％以下のもの
＜軽度熱傷（外来で治療可能）＞
II 度熱傷で 15％以下のもの
III 度熱傷で 2％以下のもの

間接触して発生する皮膚障害と定義される[7]. 皮膚の部位や状態, 局所に接触する圧力などにもよるが, 44℃で大体 3～4 時間, 46℃で 30～60 分, 50℃では 2～3 分程度で皮膚が損傷を受ける[2]. 高温の場合は比較的短時間で熱源から逃避行動が起こる, もしくは除去されるため接触時間は短くなるが, 瞬間的な熱傷を起こさない 44～50℃程度の温度の場合, 熱傷に気づかず接触時間が長くなってしまい, その結果として深部にまで熱傷が及んでしまうことが多い[7]. 発覚時は水疱だけのこともあるが, 実際には障害が深部にまで及んでいることも多く, また発覚した時点で冷却しても障害はある程度成立しており, 効果がない場合もある. このように, 深達性の低温熱傷となってしまうと治癒するまでに時間を要してしまい, その経過中に創部の二次感染を併発してしまい, さらには全身性の合併症へ移行するケースも考えられ

かってしまう, 高温のシャワーを浴びてしまうなどして受傷することが多い[6].

## 低温熱傷

　低温熱傷は, 体温よりも高い, 通常で触れている程度では熱傷を生じない温度(44～50℃)に長時

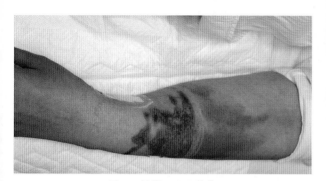

図 2. 熱湯による熱傷

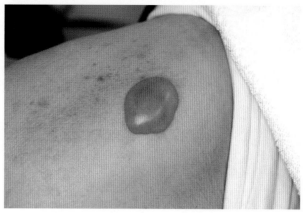

図 3. 就寝時に使い捨てカイロを敷いて受傷

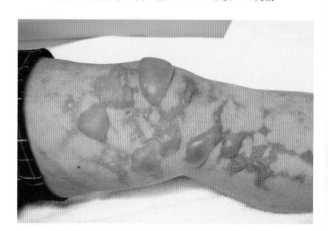

図 4. コタツに入ったまま眠ってしまい受傷

る．低温熱傷の原因としては，高齢者ではカイロ
や湯たんぽ，ストーブ類などを使用する頻度が高
く，これらによる低温熱傷の報告が多い．原因別
に多いものから挙げていくと，最も報告が多かっ
たものが使い捨てカイロ(23.5%)である(図3)．
続いて湯たんぽ(16.0%)，ストーブ類(15.1%)，
電気毛布・アンカ(10.1%)と続く[8]．

　使い捨てカイロは多くの場合，日中，服や肌着
などに貼り付けるなどして使用される．腰や足な
どに貼付されており，特に足において血流不全が
ベースにあった場合，低温熱傷から足の壊疽や二
次感染，さらには切断など重篤な合併症につなが
る可能性も考えられる．さらに高齢者では，末梢
の知覚も低下していることが多く低温熱傷を受傷
しやすいため，より注意が必要である．日本カイ
ロ工業会では，カイロ使用時には直接肌に当てな
い，カイロの当たっている場所を圧迫しない，
1か所に長時間カイロを当て続けない，熱いと感
じたときはすぐにカイロを外す，就寝時には使用
しない，使用部位・目的が特定されているものは
それを守る，といった使用を推奨している[9]．こ
れら注意事項に加え，1時間に1回程度肌の状態
を確認したりするなど外来において指導すれば，
カイロによる低温熱傷受傷を減らせると考えられ
る．湯たんぽや電気アンカは就寝時，寝床に入れ
て使用されることが多いが，使用したまま寝てし
まうと熱源に接触したままとなり，低温熱傷の原
因になりやすい．外来での指導としては，布団か
ら出して使用する，布団が温まれば就寝前には取

り出すなどである．また，活動時の使用であれば
定期的に位置を変えたり，カバーの上からさらに
厚手のタオルで包むようにする．コタツでも，使
用中に眠ってしまうと低温熱傷や温熱性紅斑の原
因となってしまうため注意が必要である(図4)．
また，電気毛布でも低温熱傷の報告があり[10]，就
寝までに暖まれば早めにスイッチを切るよう注意
を促す．電気による暖房機能のついた暖房便座で
も低温熱傷は起こる．便座に長時間同じ姿勢で座
る，座ったまま寝てしまうなどでの受傷報告があ
り[11]，長時間使用すると低温熱傷の恐れがある，
という注意書きの記載がある．

## 化学熱傷

　化学熱傷とは，酸やアルカリ，腐食性化学物質
などによる皮膚組織障害である[12]．高齢者は仕事
などで化学物質を扱う機会は少ないものの，暖房

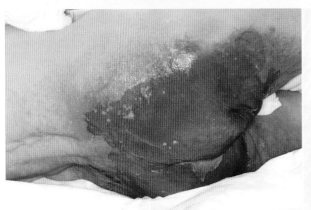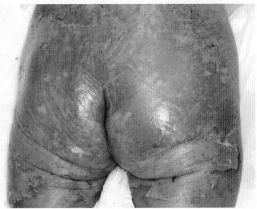

**図 5.** 灯油での化学熱傷の症例 　　　　　　　　　　　 a｜b
a：初診時. 問診上，受傷から2日ほど経過している可能性があった.
b：初診から5日後

器具に使用する灯油を扱ったり，農薬など農作業で扱ったりする機会もある．灯油における化学熱傷の場合，容器の移動や入れ替え時などに転倒するなどしてこぼす，詰め替え時などにこぼしてしまい体にかかってしまうなどして受傷することがある(図5)．患者自身が灯油やガソリンを化学熱傷の原因と認識していないこともあり，問診時は注意が必要である．ほか，報告では認知症高齢者における乾燥剤(生石灰)の誤食による口腔内化学熱傷の報告もあり，日常，身の回りにある様々な化学物質で受傷する可能性を念頭に置かなければならない[6]．

## 合併症

これら熱傷の全年齢における合併症として，範囲が狭い限局した熱傷であっても損傷が深部に及ぶ場合は潰瘍化し，治癒に時間を要してしまう．瘢痕治癒となった場合，関節部などにおいては瘢痕拘縮から運動機能に制限が生じてしまうこともある．また，治癒経過中に二次感染の合併により，さらなる治療が必要となる可能性もある．重度，広範囲の場合は皮膚バリア機能の破壊や，全身の血管透過性の亢進から循環血漿量の減少，血圧低下や脱水や電解質異常，ひいてはショック状態となることもある．ほか，筋肉損傷およびそれに伴う筋逸脱酵素上昇からの腎不全，さらには局所や全身性の感染の合併など，多岐にわたる．さらに高齢者は，前述のように様々な要因から熱傷を受

傷しやすく，予備能力の少なさや多数の基礎疾患を抱えているケースも多く，容易に重症化しやすいため注意が必要である．

## 高齢者における問題

高齢者皮膚の生理的特徴として，表皮や皮下脂肪が菲薄化しており，表皮も脆弱性があるため，短時間の熱源との接触でも真皮以下に及ぶ障害が引き起こされやすい．また，加齢とともに知覚や反応速度などが低下している可能性があり，高温に気づきにくい，また気づいても逃避反応が遅れやすい傾向がある．末梢の血流低下も，熱のクリアランス低下から熱傷の重症化と関連している可能性も指摘されている[13]．さらには高齢者という点において，年齢を加味した予後熱傷指数や年齢そのものも熱傷における重要な予後予測因子となっている．生活習慣や環境などにおける高齢者の抱える特徴としては，年齢とともに体温調節機能は低下しており，若齢者より高い気温を好む傾向がある．また，着衣量やエアコン以外の暖房器具(ストーブやファンヒーター，コタツなど)により体温調節をはかろうとする高齢者が多かった[14]．そのため，高齢者において暖房器具や熱湯による熱傷，低温熱傷が頻度として高くなっている理由の1つであると考えられる．ほか，ときに外来で経験することであるが，受傷後も自宅で様子をみており，二次感染や脱水など合併症を併発してから受診する患者がいたり，熱傷と認識せず

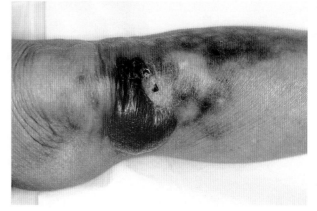

**図 6. 受傷機転不明の熱傷**
受傷時の自宅の状況からストーブを疑った.

受診行動をとらなかったりする場合もある．こういったケースは，高齢で独居の場合に多く，独居であったため自身で発生時の状況を覚えていない，認識していないなど受傷機転が不明となってしまう場合もある（図6）．

治療時における身体的な問題としては，心肺機能や腎機能など加齢とともに低下していたり，様々な基礎疾患を抱えているなど，思わぬ重症合併症を併発しやすい点も問題である．ほか，尿・便失禁などのリスクを持っている患者も多く，受傷する場所によっては清潔を保ちにくい場合もある．入院や安静が長引くことにより日常生活動作が容易に落ちてしまうことも問題であり，治療が長くなってしまうと，元の生活に戻れなくなってしまう．自宅に戻れないだけでなく，臥床しがちになると肺炎などのリスクも増加してしまうという側面もあるため，創部の治療・合併症の管理だけでなく，入院中から退院後を目指したゴール設定が大切になってくる．

高齢者において，熱傷は重症化のリスクが高く，治療や合併症の管理に気を遣う必要がある．また，生活習慣と受傷原因が密接に関わっており，受傷時の迅速な対応および細やかな全身管理・ケアも大切であるが，日常生活に潜むリスクを評価，注意したうえで，積極的に予防をしていくことが大切である．

# 文　献

1) 菊池奈々子, 山田律子：前期高齢者と後期高齢者における熱傷の特徴と「熱傷の重症度」への影響要因. 老年看護学, **22**(1)：51-60, 2017.
2) Moritz AR, Henriques FC：Studies of thermal injury：Ⅱ. The relative importance of time and surface temperature in the causation of cutaneous burns. *Am J Pathol*, **23**(5)：695-720, 1947.
3) 吉野雄一郎, 天野正宏, 尾本陽一ほか：創傷・褥瘡・熱傷ガイドライン-6：熱傷診療ガイドライン. 日皮会誌, **127**(10)：2261-2292, 2017.
4) Monstrey S, Hoeksema H, Verbelen J, et al：Assessment of burn depth and burn wound healing potential. *Burns*, **34**(6)：761-769, 2008.
5) Artz CP, Moncrief JA：The treatment of burns, 2nd ed, W. B. Saunders, Philadelphia, pp. 94-98, 1969.
6) 若濱奈々子, 北川公子：高齢者の日常生活にみられる熱傷原因に関する文献検討. 共立女子大学看護学雑誌, **7**：51-58, 2020.
7) 久賀久美子, 秋山雅代, 福良　薫：湯たんぽによる低温熱傷を予防するための安全な使用方法の検討. 北海道科学大学研究紀要, **43**：1-6, 2017.
8) 消費者庁：高齢者のやけどにご注意ください！（https://www.caa.go.jp/policies/policy/consumer_safety/release/pdf/151118kouhyou_1.pdf）（最終アクセス：2021/09/06）
9) 日本カイロ工業会ホームページ：低温やけどに注意. （http://www.kairo.jp/yakedo/yakedo.html）（最終アクセス：2021/09/06）
10) 香山武蔵, 石崎力久：過去6年間に当科を受診した熱傷症例の検討. 室蘭病医誌, **35**(1)：31-34, 2010.
11) 吉田龍一, 山本直人, 柳林　聡ほか：両側臀部に広範囲の壊死をきたした暖房便座による低温熱傷の1例. 熱傷, **43**(5)：250-254, 2017.
12) VanHoy TB, Metheny H, Patel BC：Chemical Burns. Stat Pearls, Treasure Island(FL), Stat Pearls Publishing, 2021.
13) 山田幸生, 石黒　博, 山下　衛ほか：圧迫部位の温度に関する実験的研究—低温熱傷との関連について. 医用電子と生体工学, **31**(1)：68-73, 1993.
14) 佐々尚美, 磯田憲生, 久保博子：高齢者の個人差を考慮した快適室温の研究. 住宅総合研究財団研究論文集, **34**：315-325, 2007.

# 足爪治療マスターBOOK

**好評**

| 編集 | | |
|---|---|---|
| 高山 かおる | 埼玉県済生会川口総合病院皮膚科 主任部長 |
| 齋藤 昌孝 | 慶應義塾大学医学部皮膚科 専任講師 |
| 山口 健一 | 爪と皮膚の診療所 形成外科・皮膚科 院長 |

2020 年 12 月発行　B5 判　オールカラー
232 頁　定価 6,600 円（本体 6,000 円＋税）

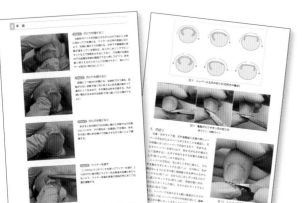

足爪の解剖から診方、手技、治療に使用する器具までを徹底的に解説！

種類の多い巻き爪・陥入爪治療の手技は、巻き爪：8 手技、陥入爪：7 手技を Step by Step のコマ送り形式で詳細に解説しました。

3 名の編者が語り尽くした足爪座談会と、「肥厚爪の削り方」の手技の解説動画も収録！

初学者・熟練者問わず、医師、看護師、介護職、セラピスト、ネイリストなど、フットケアにかかわるすべての方に役立つ 1 冊です！

**全日本病院出版会**

〒113-0033 東京都文京区本郷 3-16-4　Tel:03-5689-5989
www.zenniti.com　Fax:03-5689-8030

*MB Derma*, 316：51-57, 2021.

◆特集／知っておくべき高齢者の皮膚の扱い方―スキン-テア，MDRPU，IADまで―

# 高齢者の爪のケア，在宅患者のネイルケア

丸山隆児*

**Key words**：爪の老化(aging of nails)，爪のケア(nail grooming)，爪切り(nail clipper)，爪真菌症(onychomycosis)，巻き爪(pincer nail deformity)，爪甲鉤彎症(onychogryphosis)

**Abstract** 爪甲は手足の機能と外観に重要な役割を果たす皮膚付属器である．加齢とともに爪甲の伸長は遅れ，質的にも変化して，白癬をはじめとした感染症の発現頻度も上昇する．爪甲の異常を放置すれば蜂窩織炎や壊疽といった重篤な疾患の原因となり得るので，適切な爪甲ケアは皮膚科医にとって重要な課題の1つである．

　高齢者の爪甲ケアの三要素として，定期的な足浴による保清，介助者による爪切り，爪磨きと保湿ケアが重要である．高齢者では認知・身体機能の衰えとともに，自身の爪甲ケアを適切に実施することが難しくなるため，皮膚科医が積極的に介入することが望ましい．

　高齢者に多い爪疾患は，白癬，カンジダ症などの感染症に加え，乾癬，爪甲剥離症などの炎症性疾患，爪甲鉤彎症，巻き爪，陥入爪などの変形性疾患など多彩であり，適切な診断と治療の知識が求められる．

## はじめに

　手足の爪は，指趾先端部を保護しているだけでなく，力の加減を調節する，皮膚感覚を整える，など手足の運動・感覚に関わる重要な役割を担っている．また，爪甲外観の異常は整容的に大きな問題となって，本人の自己肯定感が著しく損なわれる．したがって，爪の健康を維持・回復することは，皮膚科医にとって重要な課題の1つである．一方，爪甲のケアはあらゆる人々にとって慣れ親しんだ日常生活の一部であり，治療すべき限られた疾患への対処を除けば，医療的な介入の余地は少ない，と考える医療従事者(皮膚科医を含む)も少なくないのが現状である．本稿では，高齢者の爪の特性を踏まえた適切な爪甲ケアの具体的な方法を提示するとともに，高齢者に多くみられる爪疾患と診療上の注意点についてもまとめてみたい．

\* Ryuji MARUYAMA，〒136-0074 東京都江東区東砂7-19-13 ベルコモン南砂301　まるやま皮膚科クリニック，院長

## 加齢によって生じる爪甲の変化

　高齢者の爪は，青年期のそれと異なり，伸びるのが遅い，厚かったり薄かったりする，柔軟性に乏しく脆い，乾燥している，変形している，着色している，など様々な加齢による変化がみられる．詳細な検討によれば，人の手足爪甲の伸長速度は，20歳台をピークとして，加齢とともに減少していくことが知られている[1]．爪の伸長速度に影響を及ぼすその他の因子としては，性別，循環障害，栄養状態，感染症，内分泌環境などが挙げられるが，島本らは，入院中の高齢者について検討を加えた結果，認知機能の低下も爪甲の伸長速度を遅延させる方向に作用したと報告している[2]．加齢による爪甲の変化は伸長速度の低下にとどまらず，爪甲の質にも変化を及ぼす．高齢者の爪甲は柔軟性に乏しく，脆く壊れやすくなって，爪甲表面には縦走する線状の隆起がしばしば出現する[3]．年齢による爪甲自体の変化に加えて，爪真菌症，緑色爪，爪囲炎といった感染症や，巻

き爪，陥入爪，爪甲鉤彎症のような変形性疾患の頻度も高くなり，高齢者の爪甲ケアにおいては特別な注意が必要となる．さらに，75歳以上の後期高齢者，85歳以上の超高齢者では，視力低下，筋力低下，関節可動域の制限，手先の巧緻運動障害を生じていることが当然で，認知機能の低下も加わって，自力での爪甲ケアが不可能となっている者が少なくない．爪甲ケアのために，わざわざ医療機関を受診することをためらう高齢者やその家族もいるが，末梢動脈疾患や糖尿病を合併する高齢者では，爪甲の異常に起因する皮膚損傷から，蜂窩織炎や壊疽といった重篤な感染症に至る例も多く，爪甲ケアに課題を持った高齢者に遭遇したら，積極的に皮膚科への受診を勧めるのが医療従事者としての責務と考える．

## 高齢者の爪甲ケア

### 1．足を洗う

老人保健施設での介助入浴は多くとも週に2～3回で，利用者の体調によっては，ほとんど入浴しない場合もある．在宅療養者においても，患者の全身状態，日常生活動作，介護状況などによって入浴頻度はまちまちであり，家族の手助けを受けてでも毎日のように入浴する者がいる一方で，保清をベッド上の清拭のみに頼り，入浴はほとんどしていない例もみられる．介護保険を用いた訪問入浴サービスを受けている場合には，週1～2回の利用が多いようである．入浴頻度の足りない高齢者では，とりわけ足の爪甲周囲に角質が堆積し，爪甲の変形や爪白癬の罹患が高頻度にみられる．手指に関しては，手洗いができなくても頻繁な清拭でそれなりに清潔を保っていることが多いが，足部の保清は清拭のみでは不十分で，たとえ入浴が困難であっても週2～3回は足浴を行うことが望ましい．

足の洗い方について，若年者と異なるところはないが，微温湯に数分間でもよいので足を浸し，角質が浸軟したところで泡立てた石鹸をつけ，介助者の手（手袋着用可）もしくは木綿のタオルを使って，優しく撫でるように爪とその周囲を洗う．フットケア用のブラシは，爪郭や爪甲下に蓄積した余分な角質を除去するのに有効であるが，不慣れな介助者が使用すると皮膚に傷をつけるおそれがあるため，筆者は推奨していない．最後に石鹸成分をしっかりと洗い流した後，清潔なタオルですみずみまで水分を拭き取って足浴を終える．

### 2．爪を切る

前述したとおり，高齢者の爪甲は伸びるのに時間がかかるが，それでも1か月に平均0.5mmほどは伸びてくるので，各人の爪の伸びる速度に応じて1～数か月に一度は爪切りを実施する必要がある．爪切りは刃のついた器具を用いることから，危険を伴う作業であり，在宅で療養しているような高齢者にとって自力で実施することは困難である．多くの超高齢者，在宅療養者にとって，「爪切り」を自身で行うことは「禁止すべき」作業であることを本人，家族，介護・医療従事者にしっかりと認識してほしい．

高齢者の爪甲は多くの場合，硬く柔軟性に乏しいため，切れ味の悪い道具を使用すると爪が切りにくいばかりか，爪切り中に爪甲が欠けたり折れたりして陥入爪や爪囲炎の原因にもなりかねない．したがって，高齢者の爪切りに適した道具選びが大切である．筆者は足趾の爪切りに諏訪田製作所の爪切りニッパー（図1-a）を，手指の爪切りには日本橋木屋のベビー用爪切鋏を愛用している（図1-b）．ただし，これらの道具は通常の店舗で販売されてはいるものの，医療用手術器具に近く，使い慣れないと誤って皮膚を傷つける可能性も高いため，患者や介助者には使用を勧めていない．家庭や介護施設で爪を切る場合は，一般的なテコ型の爪切り（図1-c）を使用し，できれば足浴などで爪を柔らかくしてから，指趾の先端部分よりわずかに後方で爪を切るようにしてもらい，くれぐれも深爪とならないよう指導している．また，爪甲の肥厚・変形が著しく，爪切りに困難を感じるのであれば，遠慮なく皮膚科医に相談するよう勧めている．

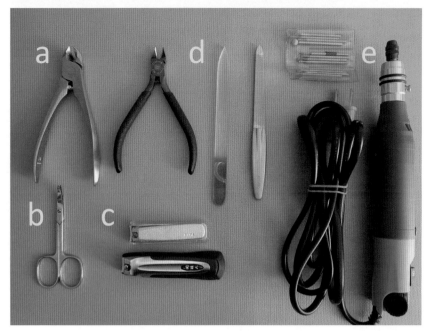

図 1. ネイルケアに使用する器具
a：諏訪田製作所の爪切りニッパー，b：ベビー用爪切り鋏
c：テコ型爪切り，d：爪用ヤスリ，e：電動ルーター

### 3. 爪を磨き，削り，仕上げる

爪切りで切っただけでは，爪甲先端に凹凸が残り，その爪で掻いたりこすったりすると傷をつけるおそれがあるため，爪切り後には爪用ヤスリ（図1-d）を用いて表面をならしておくとよい．爪用ヤスリには金属製のものもあるが，ガラス製のものが安全でよく削れて使い勝手がよい．爪甲表面の粗糙化に対しては，電動ルーター（図1-e）に研磨用の先端パーツを装着して爪甲を削り，爪の形を整えるようにすると，整容的な満足度も高くなる（図2-a）．また，極端に肥厚した爪や爪甲鉤彎症では，爪切りで爪甲を十分に整形することが難しいので，電動ルーターに切削用ビット（図2-b）を装着して爪甲を削り，変形した爪が立位や歩行を妨げることのないように整形する．最後に爪とその周囲に尿素系などの保湿剤を塗って爪甲に潤いを与え，ネイルケアの仕上げとする．

### 高齢者に多くみられる爪疾患

#### 1. 爪白癬

近年，青壮年期の爪白癬は減少傾向にあるが，高齢者では依然高率にみられる[4]．ほとんどが足趾の爪白癬で，足白癬を合併している．英国皮膚科学会の爪真菌症診療ガイドラインでは，爪真菌症が正常な歩行の妨げになること，外見上の問題から自己評価を低下させること，罹患した爪甲が自身のみならず家族や周囲への真菌の感染源となること，糖尿病患者の爪真菌症が二次的に重大な細菌感染症を惹起すること，などの理由から爪真菌症は患者のQOLを大きく低下させる疾患であると指摘している[5]．

在宅医療を受けているような日常生活動作（ADL）の低下した高齢者に発症した爪白癬では，複数の爪が罹患している，爪甲の混濁・肥厚の高度な進行例が多い，爪白癬の一般的な臨床病型である遠位側縁爪甲下爪真菌症（distal and lateral subungual onychomycosis；DLSO，図3-a）だけでなく表在性白色爪真菌症（superficial white onychomycosis；SWO，図3-b）が頻繁にみられる，などといった特徴が見受けられる[6]．

爪白癬の確定診断には白癬菌の存在を確認する必要があるが，往診などの在宅医療では，出先まで顕微鏡や真菌用培地を持参することは難しい．筆者は往診セットに爪切りニッパー，爪切り鋏，

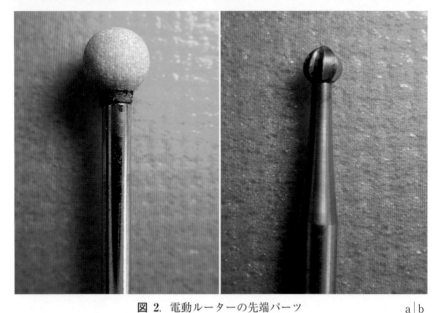

**図 2.** 電動ルーターの先端パーツ　　a｜b
a：爪を研磨するために使用する砥石状の先端パーツ
b：爪を切削するために使用するハイスビット

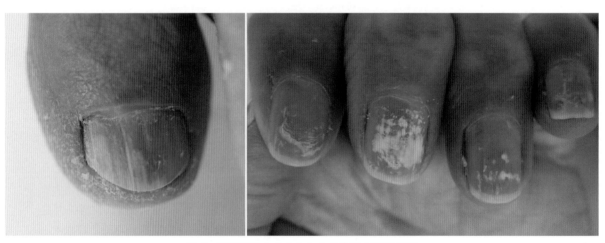

**図 3.** 高齢者によくみられる爪白癬の臨床病型　　a｜b
a：遠位側縁爪甲下爪真菌症（distal and lateral subungual onychomycosis）
b：表在性白色爪真菌症（superficial white onychomycosis）

アドソン鑷子などの器具を常備し，これらで採取した爪検体をスピッツやマイクロチューブに入れて持ち帰り，クリニックで直接鏡検や培養検査を実施するようにしている．また，病状の記録のために接写可能なデジタルカメラも用意しておくと，治療後の経過を確認する際に極めて有用である．

爪白癬の治療における第一選択は，あくまでも抗真菌薬の内服であるが[7]，高齢者では基礎疾患となる内臓合併症が存在することも多く，ポリファーマシーとされる 5～6 種類以上の薬剤を服用している患者も少なくないので，内服薬使用時には薬物相互作用の確認や肝機能の定期的なチェックを怠らないようにしないと，思わぬ事故につながる危険がある．

効果は内服薬に及ばないが，爪白癬の治療に使用できる外用薬として，エフィナコナゾール爪外用液とルリコナゾール爪外用液の 2 種類がある．いずれも良好な抗菌作用と爪浸透性を有し，爪白癬に対して効果を発揮する．外用薬による重篤な

副作用はほぼ皆無であるが，治療部位周辺の皮膚障害は5〜20％程度と比較的高率にみられる．皮膚障害の多くは一次刺激性の接触皮膚炎であるが，ときにはアレルギー性接触皮膚炎を生ずることもある．筆者の経験した例では，主治医が処方したエフィナコナゾールによる接触皮膚炎から全身の自家感作性皮膚炎に至り，治癒までに1か月以上を要した．爪専用の外用薬を高齢者に用いる際のもう1つの問題として，患者自身の手による外用が難しいという点が挙げられる．結果的に家族やヘルパーによる介助が必要となり，連日実施するとなると，コンプライアンスを維持するのは容易でない．こうした事情のためか，佐藤らによるレセプト調査では，エフィナコナゾールの治療継続率は3か月後で半数以下，12か月後では20％未満となっており[8]，外用薬で治癒に至る爪白癬は必ずしも多くない可能性が推測される．

爪白癬を有する高齢者の足は，しばしば不十分なケアのもとに放置されており，蜂窩織炎や壊疽といった危険と隣り合わせであることも多い．白癬から生ずる合併症の予防と皮膚糸状菌散布を減少させるために，足浴・清拭といった足部の保清を確実に実施してもらい，爪白癬の完治は半ば諦め，足白癬用の外用抗真菌剤で症状の軽減を目標として治療にあたるのも1つの選択肢と思われる．

## 2．爪のカンジダ症

中高年の女性の手指に好発する疾患で，カンジダの感染により爪郭に発赤，腫脹，疼痛，排膿などを生じ（カンジダ性爪囲炎），これが長期に及ぶと爪甲の粗糙化，肥厚，変色などをきたす（カンジダ性爪囲爪炎，図4）．爪甲自体にカンジダの侵入，感染を生じ，爪甲の混濁，肥厚を生じたものは爪カンジダ症と呼ぶ．爪カンジダ症の診断は，直接鏡検のみでは不確実であるため，臨床像や直接鏡検の所見でカンジダ感染を疑ったら，培養により病原真菌を特定することが望ましい．カンジダ性爪囲炎では，アゾール系の抗真菌薬を根気よく外用する．爪カンジダ症の治療は爪白癬に準ずるが，爪専用外用液とラブコナゾールカプセルに

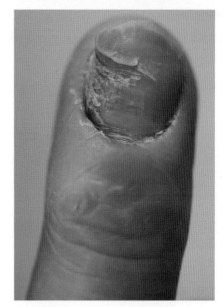

図4．カンジダ性爪囲爪炎

は保険適用がないことに注意が必要である．

## 3．緑色爪

緑膿菌が爪甲下に感染することで生ずる疾患である．爪甲剝離症や爪真菌症などで爪甲下に剝離や変性があるところへ二次的に緑膿菌の感染を生じたものが多い（図5）．剝離，変性した爪甲および爪甲下角質を丁寧に切除し，緑膿菌に感受性のある抗菌薬を外用することで改善するが，完治まで1〜数か月はかかるので，根気よく外用を継続する必要がある．また抗菌薬の外用だけでなく，先行する爪疾患の治療も併せて実施しておかないと治りにくく，治癒しても再発しやすい．

## 4．爪甲剝離症

爪真菌症や尋常性乾癬に合併するもの，靴による圧迫が原因と推測されるもののほか，明らかな原因を認めない特発性の爪甲剝離症も高齢者にしばしばみられる．真菌症や乾癬に起因するものは，各疾患に適した治療を実施する．特発性爪甲剝離症ではステロイド剤の外用が有効であることが多い．いずれの場合でも，爪床から剝離した爪甲を丁寧に除去したうえで，薬剤を外用することで治療効果が高まる．

## 5．爪甲鉤彎症

爪甲が極端に肥厚し，先端方向がヤギの角のごとく下方（ときに上方）へ向けて彎曲した独特の外

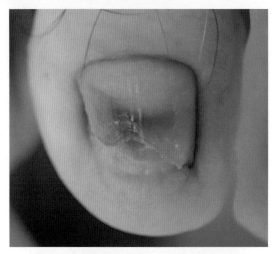

図 5. 外傷性爪甲剥離症に合併した緑色爪

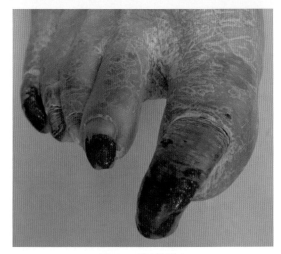

図 6. 爪甲鉤彎症

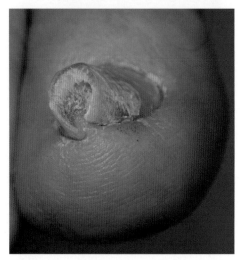

図 7. 巻き爪変形(pincer nail deformity)

観を呈する疾患である(図6). 爪甲部の外傷,圧迫,足趾循環障害,保清・爪切りの欠如などが原因となって生じる. 放置すれば,彎曲した爪が周囲の皮膚に陥入するなどして疼痛,創傷をきたすほか,巨大化した爪が靴の装着や歩行にまで支障を及ぼす. 根治は難しいが,適切な爪切りを定期的に実施すれば,日常生活に問題を生じない程度までは改善させることができる. 爪甲鉤彎症での爪切りは,テコ型爪切りでは難しく,ニッパー型爪切りを使用しても相当の慣れが必要で,熟練した医師が爪切りを行うのが安全,確実である. 整容的な改善を期待する患者の場合には,電動ルーターを用いて正常爪に近い厚さ・形状に爪甲を切削することで満足してもらえることが多い.

### 6. 巻き爪

爪甲が筒状に変形したものを巻き爪(pincer nail deformity, 図7)という. ほとんどが足の爪に生ずる. 整容的な問題のほかに,変形した爪が爪甲下の組織を巻き込んで疼痛を生じたり,足趾の機能低下を招いたりする可能性がある. 足趾皮膚を切開して必要に応じ末節骨を削り爪床を平らに形成する手術や,フェノールを用いて両端の爪母を化学的に破壊し,爪甲の横幅を小さくし変形を軽減する方法もあるが,いずれにしても外科的治療では侵襲が比較的大きくなるため,高齢者への実施には慎重を要する. 外科的治療を実施するのに先立って,まずはワイヤー,バネ,フックなどを用いた保存的治療が勧められる. 巻き爪を治療するための様々な器具・手技があり,詳細は成書に譲る[9].

### 7. 陥入爪

爪甲の変形,外方からの圧迫などにより,爪甲先端の外側部が周囲組織へ突き刺さり,炎症を生じたものである. 軽症例では,陥入した爪棘の切除とテーピング,ガター法などの保存的治療で完治するが,肉芽形成や側爪郭の腫脹が顕著なもの,爪甲外側部の変形が強いものなどでは,局所麻酔下に爪甲切除やフェノール法などの外科的治療を検討する.

### 8. 爪甲層状分裂症

爪甲先端部の表面が雲母状に剥離してくる現象

を爪甲層状分裂症と呼び，高齢者の手指爪甲に比
較的よく認められる疾患である（図8）．貧血，末
梢循環障害，ビタミン欠乏症，爪甲の乾燥を促す
ような刺激などが原因になるとされるが，明らか
な誘因を見つけられないものが大部分である．爪
をなるべく短く切り，尿素系保湿剤を外用して改
善をはかる．

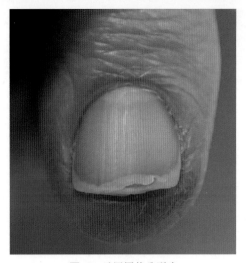

図 8. 爪甲層状分裂症

## 文　献

1) Orentreich N, Markofsky J, Vogelman JH：The effect of aging on the rate of linear nail growth. *J Invest Dermatol*, **73**(1)：126-130, 1979.
2) 島本順子，島本博幸，中村英雄：老年者における爪成長速度および概念リズムの解析．西日皮膚，**52**(5)：993-1000，1990.
3) Higashi N：Aging of the nail. *Anti-Aging Med*, **9**(6)：192-195, 2012.
4) Shimoyama H, Sei Y：2016 Epidemiological survey of dermatomycoses in Japan. *Med Mycol J*, **60**(3)：75-82, 2019.
5) Ameen M, Lear JT, Madan V, et al：British Association of Dermatologists' guidelines for the management of onychomycosis 2014. *Br J Dermatol*, **171**(5)：937-958, 2014.
6) 中嶋　弘：【爪および爪周辺の疾患】いわゆる寝たきり老人（高齢者）の爪白癬および手足白癬の実態とその特徴．皮膚病診療，**33**(3)：320-324，2011.
7) 望月　隆，坪井良治，五十棲　健ほか：日本皮膚科学会皮膚真菌症診療ガイドライン 2019．日皮会誌，**129**(13)：2639-2673，2019.
8) 佐藤友隆，原田和俊：レセプト調査および患者アンケート調査に基づく爪白癬治療の実態把握．日臨皮会誌，**34**(6)：742-752，2017.
9) 高山かおる，齋藤昌孝，山口健一（編）：足爪治療マスター BOOK，全日本病院出版会，2020.

# カラーアトラス 乳房外 Paget 病 —その素顔—

兵庫県立がんセンター　熊野公子・村田洋三／著

田中　勝（東京女子医科大学東医療センター皮膚科教授）

## ▶すごい本が出た!

これは只事ではない．まず驚くべきことが2つある．1つはこの本がたった1つの皮膚がんについて書かれた本であり，しかもそれが悪性黒色腫や悪性リンパ腫のようにメジャーな皮膚がんではなく，比較的マイナーな「乳房外 Paget 病」という疾患について書かれたものということだ．しかし実は，乳房外 Paget 病には，診断が遅れやすく，治療が広範囲に及び複雑で難しいなど，数多くの問題点が未だに残されている．まさに待望の1冊なのである．

そしてもう1つは，その著者が凄いのだ!兵庫県立がんセンターという1つの施設に所属する2人の皮膚科医の手によるものなのだが，その2人が本当に独創的な皮膚がんの大家「熊野・村田」である．作曲に例えると「レノン・マッカートニー」である．この2人の極めて深い洞察力に基づいた理論と，355例という圧倒的ともいえる症例数と長い間に培われた実際の経験により束ねられた強固なバックボーンを基盤とすることで，本書は本当にきめが細かいながらも1本の筋が通った構成となっている．そしてこの中には，病気の臨床像や病理のプレパラートが語りかけるものを見抜く力が，随所に惜しげも無く披露されている．

## ▶目次を読むと次々に読みたくなってしまう

この本の魅力は目次にも散りばめられている．なんと魅惑的なタイトルが並んでいることだろうか!まるで日頃私達の中でくすぶり続けている疑問を見透かされているかのように，知りたいことがそのまま目次として並んでいるので，とにかくどんどん読みたくなってしまうのである．

そして気になるポイントに目次から導かれるように入って行くと，明解な答えがそこにあるのである．そこでは謎に満ちた乳房外 Paget 病の素顔が晒され，「病態」「病変境界」「パンツ型紅斑」「切り出し」「手術の工夫」「鑑別」など，読み進むに連れて読者にさまざまな自信を与えてくれる本である．

## ▶皮膚がんと向き合うすべての医師必読の書

確かに，書かれている内容は「乳房外 Paget 病」という1つの疾患を題材にしたものなのだが，著者らが向き合ってきたのは，この疾患だけでないのは明らかである．だからこそ，すべての皮膚がんに関する疑問を解決する上で本書は普遍的な指針を暗示するものであり，本書から学ぶことは計り知れない．

## ▶本書の目的は多くの患者を苦しみから救うこと

医師に取って最も大切なことは，医学という強固な科学的基盤に立脚した知識を活用して患者をあらゆる種類の苦しみから救うことである．しかし，我々はその医学が万能ではないことを知っている．医師もまた万能ではなく，自らの限界を知らなくてはならない．だからこそ，その限界に近いところでできるだけのことをしなければならない．本書から得るものは単なる知識ではなく，皮膚がんに対する心構えである．

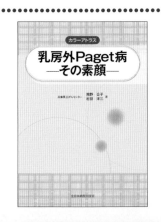

「カラーアトラス 乳房外 Paget 病 —その素顔—」

兵庫県立がんセンター　熊野公子・村田洋三／著

2015年5月発行　B5判　252頁　定価9,900円(本体9,000円＋税)

ISBN：978-4-86519-212-4　C3047　発行：全日本病院出版会

*MB Derma*, 316：59-68, 2021.

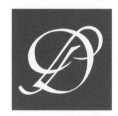

◆特集／知っておくべき高齢者の皮膚の扱い方─スキン-テア，MDRPU，IADまで─

# 高齢者の帯状疱疹と蜂窩織炎の扱い方

岡田克之*

**Key words**：帯状疱疹(herpes zoster)，蜂窩織炎(cellulitis)，皮膚科処置(dermatological treatment)，高齢者(aged people)，超高齢社会(super-aged society)

**Abstract** 帯状疱疹も蜂窩織炎も，代表的な皮膚感染症である．原因微生物に対する薬物療法が不可欠であるとともに，局所に対する皮膚科処置も治療の一環として大切になる．帯状疱疹では抗ウイルス薬の全身投与，局所の外用処置に加え，難治な帯状疱疹後神経痛を残さないための対処も欠かせない．蜂窩織炎では抗菌薬を全身投与するが，潰瘍を生じない場合は原因菌が不明となり，そこに抗菌薬選択の難しさがある．潰瘍を生じた場合，創傷治癒理論にのっとった適切な処置を心がけたい．両疾患とも，高齢者では免疫能の低下に関わって重症化することがある．また生理機能の低下に伴い，薬剤の用量設定にも留意しなくてはならない．さらに皮膚の加齢変化に合わせて，愛護的な皮膚科処置を行い，患者，家族，介護者には十分な指導が必要である．入院する場合，機能障害をきたさないよう留意したい．超高齢社会の今，本稿では特に高齢者に対する皮膚科的な対処に言及していく．

## はじめに

超高齢社会のなか，皮膚科の外来患者も入院患者も高齢化している．様々な皮膚疾患で高齢者ゆえの対処法を考えておく必要がある．帯状疱疹も蜂窩織炎も，皮膚科の感染症としては common disease であり，軽症から重症まで幅がある．高齢者では局所の障害が強いことが多く，抗ウイルス薬や抗菌薬を用いた全身療法に加えて，愛護的な皮膚科処置も不可欠になる．

## 帯状疱疹

原因は，水痘・帯状疱疹ウイルス(VZV：varicella-zoster virus)の再活性化であり，高齢者に多いとされる．当院の直近3年間(2018〜2020年度)における帯状疱疹の初診患者は276名で，そのうち65歳以上が69.9%，75歳以上で44.4%を占

めた(図1)．季節変動として，夏に多く冬に少ない，季節の変わり目に多いなどといわれるが，この3年間の分布は明らかな傾向が乏しいように思われ，コロナ禍の影響があるのかもしれない(図2)．

症状としては，神経分節に一致した皮疹と神経痛であり，臨床診断はそれほど困難ではない(図3)．皮疹について分類すると(図4)，浮腫性紅斑と斑上に生じる小水疱ないし水疱である．水疱には中央臍窩を伴うことが鑑別に有用である．疱膜が破れなければそのまま乾燥し，落屑して瘢痕なく上皮化する．水疱が破れれば，びらん，潰瘍を呈する．血疱は重度の皮疹となり，深い潰瘍を呈することもある．VZVによる組織障害は，初期には水疱直下のみであるが，真皮の血管に障害が加わることで血管炎様の症状となり，潰瘍，壊死に至るものと考えられる[1]．二次的に細菌感染をきたせば潰瘍が深くなるので，局所を清潔に保つ(後述)．鑑別を要する疾患として，虫刺症や接触皮膚炎など，限局した範囲に紅斑，水疱のみられるものであり，必要に応じて Tzanck 試験を行う．

\* Katsuyuki OKADA，〒376-0024 桐生市織姫町 6-3 桐生地域医療組合桐生厚生総合病院，副院長/同病院皮膚科，部長

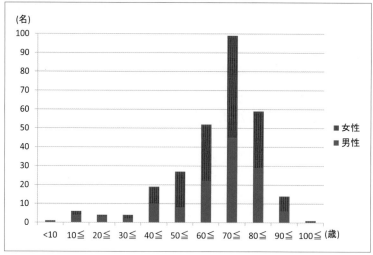

**図 1.** 帯状疱疹患者の年齢分布
（当院における 2018〜2020 年度の初診患者）

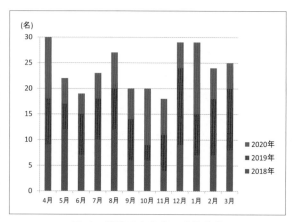

**図 2.** 帯状疱疹患者の季節変動

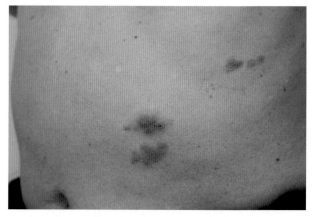

**図 3.** 症例：73 歳，男性
小さめの紅斑がいくつかあるが，さらに紅斑が少ないと
皮疹からの診断は難しくなる.

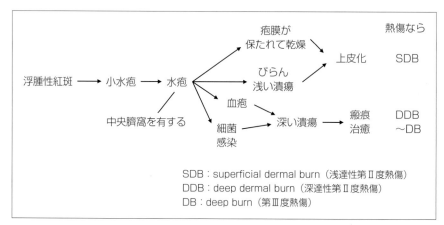

**図 4.** 帯状疱疹の皮疹

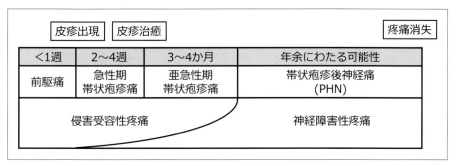

図 5. ZAP の概念（文献 3 より引用）

表 1. 帯状疱疹に用いる抗ウイルス薬（各社最新の添付文書より作成）

| | 一般名 | 先発品名 | 剤　形 | 1回投与量 | 1日投与回数 | 高齢者に関する記載 | 腎機能障害時 | 併用禁忌 |
|---|---|---|---|---|---|---|---|---|
| 内　服 | バラシクロビル | バルトレックス® | 500 mg 錠 | 2 錠 | 3 回 | 慎重投与 | Ccr に合わせて調節 | なし |
| | ファムシクロビル | ファムビル® | 250 mg 錠 | 2 錠 | 3 回 | 慎重投与 | Ccr に合わせて調節 | なし |
| | アメナメビル | アメナリーフ® | 200 mg 錠 | 2 錠 | 1 回 | 一般に生理機能が低下している | 記載なし | リファンピシン |
| 点滴静注 | アシクロビル | ゾビラックス® | 250 mg バイアル | 5 mg/kg | 3 回 | 慎重投与 | Ccr に合わせて調節 | なし |

殿部の帯状疱疹では，単純疱疹との鑑別が困難なこともある．稀に乳癌などの皮膚転移[2]が類似の皮疹を示すので注意を要する．

　帯状疱疹関連痛（ZAP：zoster-associated pain）は，発疹前の前駆痛に始まり，急性期から亜急性期にみられる侵害受容性疼痛，そして帯状疱疹後神経痛（PHN：postherpetic neuralgia）でみられる神経障害性疼痛に移行していく概念である[3]（図5）．高齢者の場合，痛みの表現が不確かであったり，経過中に増強することもあり，問診が重要となろう．QOL 低下につながる痛みに対する対処が大切であり，帯状疱疹治療の最大の目的は疼痛コントロールと考える．特に高齢者では PHN を残しやすく，痛みのために活動性が低下することで日常生活自立度が下がることに留意する．重症例では入院が必要となるが，HAD（hospitalization-associated disability：入院関連機能障害）のおそれがあるため，適応は慎重に判断したい．短期入院でも認知機能低下や低栄養状態があると HAD のリスクとなる[4]．

### ＜対処 1：抗ウイルス療法＞
　治療の第一は抗ウイルス薬の全身投与である

（表 1）．頻用される薬剤として，内服薬はバルトレックス®，ファムビル®，アメナリーフ®，点滴静注はゾビラックス® が挙げられる．加齢により腎機能は低下していくため，高齢者では慢性腎臓病の割合が高く，投薬量の調整が不可欠である．ただし，アメナリーフ® は主に糞便中に排泄されるため，腎機能による調整は不要であり使いやすい．

　通常は内服加療で外来通院となる．帯状疱疹で入院するかの判断は，医療機関の体制にもよるため一概には言えないが，重症化のリスクや合併症があれば入院管理を要する[5]（表 2）．加えて，高度な疼痛のためペインクリニックでの対処が必要な場合や，皮疹が重度で連日の局所処置が必要な場合も入院が好ましい．当院では 2018〜2020 年度の 3 年間に 10 名が入院しており，三叉神経領域が 7 例，うち 1 例は汎発性帯状疱疹，1 例は蜂窩織炎を合併していた．つらい疼痛，合併症，局所処置の難しさなどが主たる要因と考えられる．

### ＜対処 2：局所療法＞
　紅斑に対しては非ステロイド系消炎鎮痛薬（NSAIDs）を含む軟膏を用いる．現在，帯状疱疹に効能・効果を持つものは 4 種類であるが（表 3），

**表 2.** 帯状疱疹で入院となる場合

| |
|---|
| 免疫抑制療法や化学療法中で免疫能が低下している |
| 発熱，頭痛，吐き気などの全身症状を伴う |
| 汎発性帯状疱疹 |
| 三叉神経領域の帯状疱疹で，眼合併症や Ramsay Hunt 症候群を伴う（図6） |
| 四肢の運動麻痺 |
| 仙骨部の帯状疱疹で尿閉を伴う |
| 腹部の帯状疱疹で便秘を伴う（図7） |

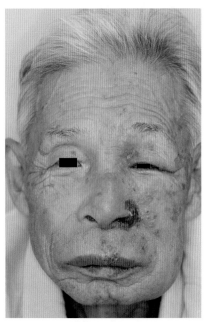

**図 6.** 症例：84歳，男性
三叉神経領域の帯状疱疹．顔面神経麻痺を
伴い，皮疹の軽快にも日数を要した．

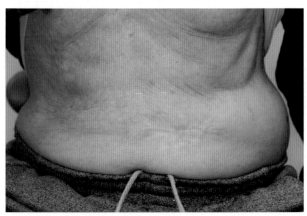

**図 7.** 症例：86歳，男性
腹筋麻痺．発症1か月後，左腹部が膨隆し，便秘を伴う．

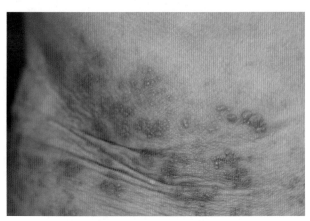

**図 8.** 症例：70歳，男性
水疱内に血液成分が混じ，血疱を呈する．

**表 3.** 帯状疱疹に効能・効果を持つ非ステ
ロイド系消炎鎮痛薬（軟膏）

| 一般名 | 先発品名 |
|---|---|
| イブプロフェンピコノール | ベシカム®<br>スタデルム® |
| ウフェナマート | コンベック®<br>フェナゾール® |
| スプロフェン | トパルジック®<br>スレンダム®<br>スルプロチン® |
| ベンザダック | ジルダザック® |

接触皮膚炎をきたす可能性に留意しなくてはなら
ない．過去に頻用されたブフェキサマク軟膏は，
接触アレルギーのリスクのため世界的に製造中止
となっている．筆者も重症薬疹の1つとされる
AGEP（acute generalized exanthematous pustu-losis：急性汎発性発疹性膿疱症）様の症状を呈し
た症例を経験した[6]．

水疱が破れると，びらん・潰瘍を生じる．深達
度が真皮浅層までなら上皮化は速やかであるが，
深くなるにしたがって治癒には時間がかかる．特
に血疱（図8）を生じると難治なこともある．消毒
は不要であり，微温水道水による洗浄，シャワー
浴や入浴による清潔で十分である．筆者は，あら
ゆる創に消毒薬を用いていない[7]．また，通常は

抗菌薬含有軟膏の使用は不要と考えている．耐性菌出現のおそれに加えて，傷害された皮膚に全身投与する可能性のある抗菌薬を用いることで感作される可能性が高まる．後にその薬剤の全身投与を受けた場合，強いアレルギー反応を起こすリスクにつながる．同様の理由で，鎮痛のために局所麻酔薬を外用することも避けたい．

二次感染をきたす代表的な細菌はメチシリン感性黄色ブドウ球菌（MSSA：methicillin-susceptible *Staphylococcus aureus*）である．伝染性膿痂疹の自験例（2008～2011 年）において，細菌培養で同定された MSSA 63 株の薬剤感受性をみると，ゲンタマイシン（GM）に対して感性10株，中間2株，耐性51 株，すなわち 84.1％が非感性であり[8]，頻用されている GM 含有外用薬が二次感染を予防できるかにも疑問がある．最近は各種の新しい抗菌外用薬が上市されており，1 剤に偏ることなく用いることが耐性菌発現を防ぐことになろう．

帯状疱疹に伴うびらん，潰瘍は急性創傷であり，早期の治癒が期待できる．しかし，血疱を生じた場合は，その後にやや深めの潰瘍を形成し，慢性創傷に準じた処置が必要になる．軟膏処置にあたり，帯状疱疹は疼痛を伴う疾患であることに留意する．筆者はアズノール®軟膏を好んで用いるが，白色ワセリン（プロペト®）でもよい．当てたガーゼやテープの接触痛の可能性もある．高齢者では皮膚が菲薄化して脆弱であるため，愛護的な洗浄や皮膚科処置を行い，処置方法について本人，家族，介護者にしっかり指導しなくてはならない．

帯状疱疹に効能・効果を有する外用薬としてアラセナ A®（ビダラビン）の軟膏とクリームがある．筆者は抗ウイルス薬の全身投与が行われている場合は併用していない．なお，ゾビラックス®軟膏の効能・効果は単純疱疹のみなので注意を要する．

### ＜対処3：鎮痛＞

急性期の痛みは侵害受容性疼痛であり，神経の炎症による疼痛である．この時期にはアセトアミノフェンの増減により鎮痛をはかる．現在，200 mg 錠，300 mg 錠，500 mg 錠があり，最大 4,000 mg まで投与可能だが，通常は 1 日 1,200～2,000 mg を分 3～4 で投与している．COX 阻害作用を有する NSAIDs は胃粘膜障害や腎血流量減少のリスクがあるため，特に高齢者に対して筆者は使用していない．もし使うなら選択的 COX-2 阻害薬（セレコキシブなど，ただし保険適用外）となるが，その場合も低用量で短期間にとどめ，消化管への副作用予防にプロトンポンプ阻害薬の併用が推奨されている[9]．

発症して 3 か月以降も疼痛が続くと PHN に移行し，QOL を大きく下げることになる．特に高齢者では PHN が残りやすく，ペインクリニックで早期の神経ブロックを検討したい．この末梢性神経障害性疼痛に効能・効果を持つ内服薬として，第一選択は $Ca^{2+}$ チャネル $\alpha_2\delta$ リガンドのリリカ®（プレガバリン）またはタリージェ®（ミロガバリン），そして三環系抗うつ薬のトリプタノール®（アミトリプチリン）がある．高齢者ではめまいやふらつきなどの副作用に十分留意し，体格，腎機能に合わせて，少量から開始する．なお，神経障害性疼痛に対し，NSAIDs およびアセトアミノフェンは推奨されない[10]．

患者によっては，筋肉痛への対処のように痛い部分を冷やしていることがある．神経痛は温めると緩和されることを説明する．多少の皮疹があったとしても，筆者は入浴して温まるように指示することが多い．そして，風邪気味のときと同様に，入浴後にすぐ休むようにして体調をよく保つように指導する．

### 蜂窩織炎

高齢者が高熱で救急外来に搬送されてくる．肺炎や尿路感染症などと鑑別していくなかで，感染症以外に様々な疾患も考える．自立度の低い高齢者だと褥瘡感染もあり得るが，足をみたら赤く腫れていた……患者もご家族も足をみていなかったり，高齢者では疼痛の訴えがなかったり，バイタルサインの変化が乏しいこともある．好中球優位

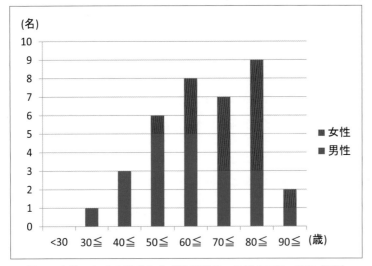

(名)

図 9. 当院における丹毒および蜂窩織炎の入院(2017～2020 年度)

表 4. 丹毒と蜂窩織炎の比較

|  | 丹 毒 | 蜂窩織炎 |
| --- | --- | --- |
| 主因菌 | *Streptococcus pyogenes* | *Staphylococcus aureus* |
| ASO，ASK | 値の上昇がよくみられる | 正常値の場合が多い |
| 病変部位 | 真皮主体 | 真皮深層から皮下組織 |
| 好発部位 | 下腿や顔面 | 四肢 |
| 皮疹の境界 | 明瞭 | 比較的不明瞭 |
| 皮疹の進行度 | 急性 | やや急性ないし慢性 |
| 病変の進行方向 | 水平 | 水平 |
| リンパ管炎の合併 | あり | あり |

ASO(ASLO)：antistreptolysin O，ASK：antistreptokinase

で白血球が増加し，CRP が高値を示していて，丹毒または蜂窩織炎という診断が明らかになる．よくあるエピソードではないだろうか．筆者の勤める病院では 2017～2020 年度の 4 年間に，丹毒 7 名(平均 67.7 歳)，蜂窩織炎 31 名(平均 67.5 歳)が入院していた(図 9)．外来で診断された実数はもっと多いが，若年者では通院で治療できることも多く，より高齢者が入院する傾向にある．

　皮膚の細菌感染症には種々の分類があるが，感染の主座となる病理学的部位によれば，表在性皮膚感染症と深在性皮膚感染症に分けられる．本項では真皮以下の深在性皮膚感染症のうち，主に脂肪織の感染である蜂窩織炎について記述する．表 4 に丹毒と蜂窩織炎の比較を示すが[11]，その臨床的な区別は難しく，また原因菌の同定も困難であ

り，両者が 1 つにまとめて扱われることも多い．近年，丹毒と潰瘍を形成しない蜂窩織炎(図 10)は β溶血性連鎖球菌(BHS：beta hemolytic *Streptococcus pyogenes*)，排膿をみる軟部組織感染症(図 11)では黄色ブドウ球菌，特に CA-MRSA(community-associated MRSA，市中感染型 MRSA)が主に関与するといわれている[12]．

　潰瘍を形成した場合，様々な細菌が培養で検出される．皮膚・軟部組織という感染の場を考えると，ブドウ球菌や溶連菌以外は汚染や保菌の可能性があるので惑わされてはならない．潰瘍形成のない場合，筆者は生理食塩水を 10 mL ほど皮下注射した後，吸引して検体とする方法を提示したことがあるが[13]，再吸引はなかなか難しい．Gunderson や Martinello は，丹毒と蜂窩織炎で血液培養

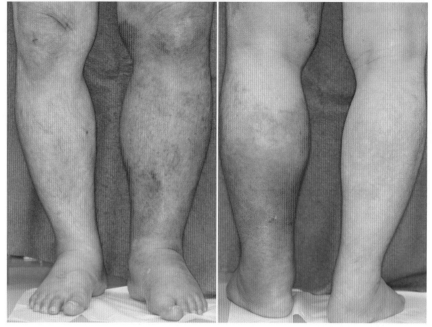

図 10. 症例：52 歳，男性
アルコール性肝障害あり，数日前に魚介類の生食あり．当初はビブリオ感染症
(*Vibrio vulnificus*)を疑って皮膚組織を細菌培養するも，有意な検出菌なし．経過
良好．

を行った 2,731 例中，陽性であったのは 179 例
(6.6%)と報告している[14]．真の起炎菌を見いだ
すのは難しいので，empiric に抗菌薬を選ぶこと
になる．

　蜂窩織炎の治療を外来通院とするか，入院とす
るかは，全身状態も勘案して決める．一般に，高
齢者では高熱による脱水，せん妄，電解質異常，
摂食障害などをきたしやすい．ただ，短期間で
あっても入院による環境変化が精神の変化，自立
度の低下につながるため，リスク＆ベネフィット
を考慮したい．

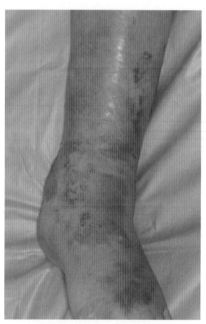

図 11. 症例：94 歳，女性
当初は壊死性筋膜炎を疑って MEPM を
投与．その後，蜂窩織炎として CEZ を投
与するも高熱が遷延．潰瘍面からの擦過
培養で CA-MRSA が検出された．

### ＜鑑別診断＞

　蜂窩織炎の鑑別診断として，まず深部静脈血栓
症(DVT：deep vein thrombosis)を考える必要が
ある．DVT では蜂窩織炎に比べて発赤は弱く，発
赤以外の部分まで腫脹が及ぶことが多い．血管エ
コーは有用だが，血栓を飛ばして肺塞栓を起こさ
ないよう注意する．造影 CT による静脈血栓の描
出が確定診断となる．DVT であれば循環器内科
や血管外科などへ緊急に治療を依頼する．そうと
知らずに時間が経過したり，圧迫を加えることに

**表 5.** 抗菌薬のバイオアベイラビリティ

| | | 略　語 | 一般名 | 先発品名 | % | 単回投与量 |
|---|---|---|---|---|---|---|
| セファロスポリン系 | 第1世代 | CEX | セファレキシン | ケフレックス® | 90 | 500 mg |
| | | CCL | セファクロル | ケフラール® | 93 | 500 mg |
| | 第3世代 | CPDX-PR | セフポドキシム プロキセチル | バナン® | 46 | 200 mg |
| | | CFDN | セフジニル | セフゾン® | 25 | 300 mg |
| | | CDTR-PI | セフジトレン ピボキシル | メイアクト MS® | 16 | 400 mg |
| ペニシリン系 | | AMPC | アモキシシリン | サワシリン® | 80 | 500 mg |
| | | AMPC/CVA | アモキシシリン/クラブラン酸 | オーグメンチン® | 80 | AMPC：875 mg/<br>CVA：125 mg |

より肺塞栓症をきたすと致死的である．ほか，高齢者で抗凝固薬や抗血小板薬を内服している場合，筋肉内血腫で腫脹や疼痛を起こす症例もある．

静脈瘤からうっ滞性脂肪織炎(stasis panniculitis)をきたすことがある．これは硬化性脂肪織炎(sclerosing panniculitis)とも呼ばれ，脂肪織が線維化して硬化し，ときに難治な潰瘍を生じる．炎症を伴うと蜂窩織炎との鑑別を要するが，併発していることもある．

本稿では詳述しないが，壊死性軟部組織感染症(壊死性筋膜炎およびガス壊疽)は複数の診療科やメディカルスタッフとの連携が必須となる重篤な救急疾患であり，速やかな観血的処置を要する．

### ＜対処1：丹毒＞

古典的な丹毒の臨床像であれば，基本は BHSを想定した抗菌薬投与である．確実に内服できれば外来通院でよい．アモキシシリン(AMPC：サワシリン® 250 mg)1回1C＋アモキシシリン/クラブラン酸(AMPC/CVA：オーグメンチン® 配合錠250RS)1回1錠，1日3回内服でAMPCを1日1,500 mgとし，7日間投与とする．CVAが増えると下痢の可能性がある．抗菌薬が適切かつ十分に投与されても，習慣性丹毒として再発を繰り返すことがある．基盤にリンパ浮腫，慢性静脈機能不全，肥満などがあったり，職業上の理由に加えて高齢者や特異な生活習慣者などで，動きの少ない立位や坐位の時間が長いと大きなリスクとなる．危険因子を改善しなくては，習慣性丹毒の治療にはならない．

### ＜対処2：蜂窩織炎＞

起炎菌として BHS または黄色ブドウ球菌が

ターゲットになる．経口薬なら第1世代セファロスポリンのセファレキシン(CEX：ケフレックス® 250 mg)を1回1〜2C，1日4回，またはセファクロル(CCL：ケフラール® 250 mg)を1回1〜2C，1日3回の内服とする．ペニシリン系薬は時間依存性の抗菌薬なので，確実な分割投与が効果を上げる．就寝中に内服してもらうことはせず，起きている時間を等分する内服スケジュールを立てる．バイオアベイラビリティが極めて低いため(表5)[15]，第3世代セファロスポリンは推奨しない．注射薬ならばセファゾリン(CEZ：セファメジン®)1回1〜2 g，1日3回の点滴静注が適当であろう．壊死性筋膜炎を疑った場合は，嫌気性菌をカバーするためメロペネム＋クリンダマイシン(MEPM/CLDM)とするが，不必要な広域抗菌薬の投与は厳に慎みたい．経過により de-escalationすることを念頭に置く．当院では ICT(infection control team：感染制御チーム)が抗菌薬の使用状況を把握し，また AST(antimicrobial stewardship team：抗菌薬適正使用支援チーム)にコンサルトする体制を構築している．

皮膚科領域の軟部組織感染症で MRSA が原因となる場合，ほとんどが CA-MRSA という考えもある[16]．細菌培養で起炎菌が同定できない場合でも，他に発熱疾患がなく，上記の治療で改善がみられなければ，CA-MRSA をターゲットにした抗菌療法が必要になる．その場合，塩酸ミノサイクリン(MINO)，レボフロキサシン(LVFX)，ST合剤(内服，保険適用外)などが感性であることを期待して投与し，臨床経過により再検討していく．いわゆる抗 MRSA 薬(VCM，LZD，DAP，

TEIC)を必要とすることは少なく，早くからの投
与は避けたい．

### ＜対処 3：局所療法＞

　熱感を伴う病変部に対し，冷罨法としてタオル
にくるんだ保冷剤を当てることがある．自らやっ
てみればわかると思うが，苦痛を伴うような冷や
し過ぎには注意したい．筆者は，患者が気持ちよ
いと思える範囲で行うよう指導しており，大抵の
場合は水の温度で十分である．アクリノール湿布
が行われるが，本来の効能・効果は化膿局所の消
毒であり，また接触皮膚炎のリスクにも注意した
い．血管外漏出による炎症に対しては，効果に差
がないとする報告もある[17]．

　潰瘍形成を伴っている場合(図 12)，十分な洗浄
が極めて重要である．また，特に足で潰瘍形成を
伴っている場合，静水での足浴は，腱に沿って汚
染が逆行性に拡大する可能性があるので，必ず流
水による洗浄を行う．また，足浴でしばしば用い
られるポビドンヨードやグルコン酸クロルヘキシ
ジンの希釈液は，消毒としての作用は不十分であ
り，臨床的意義は乏しい．この潰瘍面から細菌培
養を行うと，混合感染をきたしていることが多
い．検体採取には洗浄後に行い，十分に擦過する
か，潰瘍底の組織を採取して提出する．

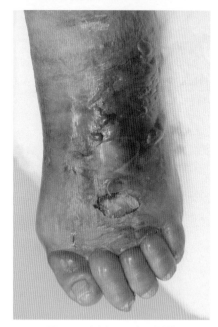

**図 12.** 症例：69 歳，男性
潰瘍面からの細菌培養で MSSA と
G 群溶連菌が検出された．

### 文　献

1) 村木良一，岩崎琢也，佐多徹太郎：帯状疱疹の病
　理—皮疹部の病理組織学的観察から—．日ペイン
　クリニック会誌，**5**(2)：86-91，1998.

2) 日隈広子，中田土起丈，渡辺秀晃ほか：帯状疱疹
　様分布をとった転移性皮膚癌の 2 例．皮膚，**41**
　(6)：686-689，1999.

3) 渡辺大輔：【詳しく知りたい！新しい皮膚科の薬
　の使い方】帯状疱疹に用いられる新しい痛み止
　め．*MB Derma*，**302**：45-53，2020.

4) 田邊翔太，矢野彰三：入院関連機能障害(Hospi-
　talization-Associated Disability：HAD)の現状と
　危険因子の検討．日農村医会誌，**65**(5)：924-931，
　2017.

5) 浅田秀夫：帯状疱疹の診断と治療．日皮会誌，**130**

(13)：2683-2688，2020.

6) 石渕裕久，岡田克之：ブフェキサマクにより
　acute generalized exanthematous pustulosis 様
　の皮疹を呈した 1 例．第 74 回日本皮膚科学会東
　部支部学術大会プログラム・抄録集(会議録)，
　p. 182，2010.

7) 岡田克之：【褥瘡の局所治療〜外用剤と創傷被覆
　材をどのように使いこなしますか〜】ポケットに
　対する使い方．*WOC Nursing*，**6**(9)：74-82，
　2018.

8) 岡田克之，永井羊子，三田修道ほか：桐生厚生総
　合病院における小児伝染性膿痂疹の原因菌．第
　36 回日本小児皮膚科学会学術大会プログラム・
　抄録集(会議録)，p. 98，2012.

9) 日本老年医学会(編)：特に慎重な投与を要する薬
　物のリスト．高齢者の安全な薬物療法ガイドライ
　ン 2015，メジカルビュー社，pp. 22-38，2015.

10) 日本ペインクリニック学会(編)：神経障害性疼痛
　の薬物療法．神経障害性疼痛薬物療法ガイドライ
　ン，改訂第 2 版，真興交易，pp. 47-88，2016.

11) 檜垣修一，西嶋攝子：深在性皮膚感染症．最新皮
　膚科学大系第 14 巻 細菌・真菌性疾患(玉置邦彦
　編)，中山書店，pp. 73-84，2003.

12) 盛山吉弘，岩本和真，片桐正博ほか：本邦での蜂
　窩織炎の起炎菌，および適切な抗菌薬選択の検
　討．感染症誌，**92**(2)：115-119，2018.

13) 岡田克之：細菌検査．皮膚科データブック(宮地

良樹ほか編），中外医学社，pp. 32-34，1998.

14) Gunderson CG, Martinello RA：A systematic review of bacteremias in cellulitis and erysipelas. *J Infect*, **64**(2)：148-155, 2012.

15) 菊池　賢，橋本正良（監）：主な抗微生物薬の薬理学的特徴. 日本語版サンフォード感染症治療ガイド 2021，ライフサイエンス出版，pp. 145-161，2021.

16) 日本化学療法学会，日本感染症学会：皮膚・軟部組織感染症（皮膚科領域）. MRSA 感染症の治療ガイドライン─改訂版─2019，pp. 51-59, 2019.（https://www.kansensho.or.jp/uploads/files/guidelines/guideline_mrsa_2019revised-booklet.pdf）

17) 石田陽子，三浦奈都子，武田利明：薬剤漏出による皮膚組織障害に対するアクリノール湿布の効果に関する実験的研究. 日看会誌, **3**(1)：58-65, 2004.

MB Derma, 316：69-75, 2021.

◆特集／知っておくべき高齢者の皮膚の扱い方—スキン-テア，MDRPU，IADまで—

# 高齢者の下肢にみられる皮膚潰瘍

茂木精一郎*

**Key words**：下肢潰瘍(lower limb ulcers)，下腿潰瘍(lower leg ulcers)，静脈瘤(varicose veins)，末梢動脈疾患(peripheral artery disease)，糖尿病性潰瘍(diabetic ulcers)，血管炎(vasculitis)

**Abstract**　下肢に生じる皮膚潰瘍の原因として，静脈うっ滞(静脈瘤，深部静脈血栓症)，動脈閉塞性疾患，糖尿病，神経障害，血管炎，膠原病，感染症，悪性腫瘍など，様々な疾患が関与している．潰瘍の生じている部位，色調，外観(潰瘍周囲の皮膚も含めて)，痛みなどの情報から，下腿潰瘍の原因を判断する．既往歴，職歴，生活歴，嗜好品などの問診は，原因疾患の検索に重要である．静脈うっ滞性の場合，比較的浅い潰瘍を呈し，下腿末梢に好発する．潰瘍周囲に色素沈着を伴うことが多い．静脈うっ滞性潰瘍が疑われる場合は，立位での静脈瘤の視診および触診，ドプラ聴診器や超音波検査で静脈の異常を精査する．動脈性の場合，足趾先端から足部にかけて潰瘍があり，炎症所見は少なく，痛みが強く，皮膚は冷たい．動脈性が疑われる場合は，足関節/上腕血圧比(ABI)や皮膚灌流圧(SPP)を測定する．糖尿病性や神経性の場合は，荷重部もしくは外傷部に潰瘍があり，痛みが少ない．足底の潰瘍周囲に角質増生(胼胝)を伴うことが多い．糖尿病，膠原病，血管炎が原因と疑われる場合は，血液検査，皮膚生検などを行う．下腿潰瘍は，様々な疾患が原因で生じた結果であり，治療には，原因を精査し，治療を妨げている要因を取り除くことが重要となる．したがって，原因疾患と潰瘍の治療を同時に行うことが必要である．

## はじめに

　下肢にみられる皮膚潰瘍の鑑別疾患は多岐にわたり，なかなか原因が特定できず治療に難渋する場合も多くみられる．下肢に生じる皮膚潰瘍の原因として，静脈うっ滞，動脈閉塞性疾患(虚血性)，糖尿病，神経障害，膠原病・血管炎など，様々な疾患が関与している．そのなかでも，静脈うっ滞性潰瘍の頻度が高く(全体の約7～8割)，そして，動脈もしくはリンパ管循環障害が約1割であり，多くはこれらの循環障害によって潰瘍を生じる．膠原病や血管炎，感染症，悪性腫瘍など血行障害以外の原因によるものが約1割を占める．

　特に高齢者では，老化による皮膚の脆弱性の亢進，血管機能の低下，免疫能の低下と様々な合併症によって，下肢の皮膚潰瘍が生じやすく，治癒しにくいという特徴がある[1]．本稿では，高齢者に生じる皮膚潰瘍の原因別に診断法や治療について解説する．

## 静脈うっ滞性潰瘍(静脈瘤，深部静脈血栓症による静脈うっ滞による皮膚潰瘍)

　下肢(特に下腿)の皮膚潰瘍をみた場合，その7～8割が静脈性潰瘍といわれている．米国では年間60万症例の下腿潰瘍が新規発生しており，その原因の約80%が静脈還流障害であるといわれている[2]．ドイツからは下腿潰瘍の約80～90%は血管障害が原因との報告がある[3]．本邦においても，下肢潰瘍の原因として静脈性潰瘍(一次性あるいは二次性静脈瘤による)を評価することは非常に重要である．

\*　Sei-ichiro MOTEGI，〒371-8511 前橋市昭和町 3-39-22　群馬大学大学院医学系研究科皮膚科学，教授

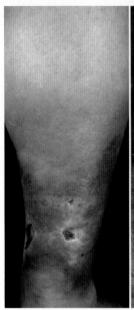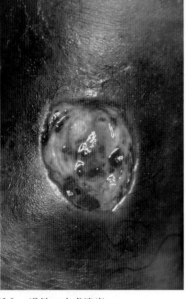

**図 1. 静脈うっ滞性の皮膚潰瘍**
潰瘍周囲に色素沈着を伴うことが多い.

静脈性潰瘍は静脈血のうっ滞が原因であるため，うっ滞性潰瘍とも呼ばれている．うっ滞性潰瘍は，その原因として，① 表在性静脈の弁不全により静脈血が下方へ逆流する一次性下肢静脈瘤，② 深部静脈血栓症後の後遺症，③ 高齢者や肥満者などに生じる下腿の筋ポンプ機能低下の3つが知られている．これらの原因によって，うっ滞性皮膚炎やうっ滞性脂肪織炎が先行し，皮膚潰瘍を生じる.

静脈うっ滞性の皮膚潰瘍は，比較的浅い潰瘍を呈し，下腿末梢に好発する（図1）．潰瘍周囲に色素沈着を伴うことが多い．歩行によって筋肉が収縮し，静脈血を押し上げるため，長時間の立ち仕事や車椅子，高齢者で，あまり歩かずに長時間椅子に座り，足を動かさない状態で下肢の血流うっ滞が起きやすい．老化によって筋肉量が少なくなり，筋ポンプ機能が低下することも血流うっ滞を促進させる.

静脈の内部には筋の動きと連動して開閉する弁が多数あり，この弁の動きによって静脈血が逆流しないように制御されている．この弁の機能障害によって下肢の静脈血の逆流が生じると，一次性の下肢静脈瘤を発症する．下肢静脈瘤によって，

血管の怒張が皮膚表面からみえるようになり，浮腫や下腿の倦怠感，こむら返りなどを伴うようになる．さらに進行すると，うっ滞性皮膚炎と呼ばれる湿疹性変化やうっ滞性脂肪織炎，血栓性静脈炎による皮膚潰瘍を伴うようになる．高齢者では重症例が多く，皮膚潰瘍に至る症例も増加する.

下肢の静脈のうっ滞によって，血圧が上がり，血管透過性の亢進によるフィブリノーゲン，赤血球の漏出が起こり，ヘモジデリン沈着による皮膚色変化と結合組織の増生，線維化による皮膚硬化を生じる．慢性的な炎症を繰り返すため，炎症後の色素沈着も生じる．静脈性の潰瘍は潰瘍周囲に色素沈着を伴うが，動脈性の皮膚潰瘍の場合，潰瘍周囲に色素沈着が少ないことが，静脈性の潰瘍との鑑別に役立つ.

静脈うっ滞性潰瘍が疑われる場合は，立位での静脈瘤の視診および触診，ドプラ聴診器や超音波検査で静脈の異常を精査する．下肢静脈瘤では，二次性静脈瘤の可能性もあり，治療方針決定のために，深部静脈の開存を確認する必要がある．血管エコー（カラードプラエコー検査），静脈相の造影CT・MRI静脈撮影，下肢静脈造影検査などを行い，深部静脈の開存確認を行うことが推奨されている[4].

二次性静脈瘤による静脈性皮膚潰瘍の原因としては深部静脈血栓症後の血栓後遺症（post-thrombotic syndrome）が多いものの（図2），深部静脈血栓症は臨床症状を欠くことがあるため，過去に深部静脈血栓症の診断がなされていないこともある．特に，深部静脈が閉塞していれば，静脈瘤手術の適応はないため，深部静脈の開存を確認する必要がある．深部静脈血栓症の危険因子として，高齢者であることが挙げられる．その他にも，血栓性素因，長期臥床や長時間手術，肥満，悪性腫瘍，ホルモン療法，下肢～足の骨折やギプス固定，下肢麻痺などがあり，問診により確認する．また下肢の腫脹がある場合や，表在静脈の拡張があってもドプラ聴診で逆流を聴取しない場合，立位静止状態で表在静脈を上行する静脈音が聴取できる

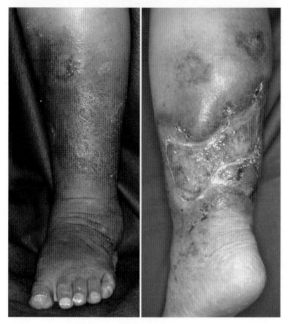

図 2. 深部静脈血栓症後の血栓後遺症(post-throm-
botic syndrome)による皮膚潰瘍

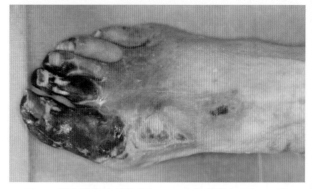

図 3. 閉塞性動脈硬化症(ASO，末梢動脈疾患(PAD))
による足先の虚血性皮膚潰瘍

場合は，積極的に二次性静脈瘤を疑って精査すべきである[4]．

静脈うっ滞性潰瘍の治療の基本は，安静および下肢挙上，弾性ストッキングや弾性包帯による圧迫療法である．長時間の立ち仕事を避けるといった生活指導も行う．上記が無効で，静脈瘤が原因として考えられる場合は，静脈除去術や血管内レーザー治療も考慮する．

潰瘍の局所治療としては，壊死組織のデブリードマンを適宜行い，毎日の洗浄および外用療法を行う．潰瘍周囲もしくは全身感染が疑われる場合は，創部の細菌検査で感受性のある抗菌薬の投与を行う．

## 動脈性(虚血性)潰瘍
### (動脈閉塞性疾患による皮膚潰瘍)

高齢者では，粥状硬化や中膜石灰化によって，閉塞性動脈硬化症(arteriosclerosis obliterans；ASO)(近年では末梢動脈疾患(peripheral arterial disease；PAD)と呼ばれる)を生じることが多い．膝下三分枝である前・後脛骨，腓骨動脈のいずれかの閉塞が生じるため，足先に虚血性の潰瘍を生じる(図3)．粥状硬化部位がカテーテル操作など

によって壊された際に，末梢に流れて血管を塞栓するコレステロール結晶塞栓症や，透析患者に生じる末梢血管の石灰化によって虚血性皮膚潰瘍をきたすcalciphylaxisも高齢者の下肢の皮膚潰瘍の原因となる．

Buerger病は，主に四肢の中・小動脈が分節的に侵され，狭窄・閉塞病変を生じる慢性動脈閉塞症であり，閉塞性血栓血管炎(thromboangiitis obliterans；TAO)とも呼ばれる．男性に好発し，四肢末端のしびれ，冷感，指趾の潰瘍，壊疽，遊走性静脈炎を伴う．原因は不明であるが，粥状動脈硬化や線溶系の異常は関連しないと考えられている．約93%の症例で喫煙歴があり，煙草の成分の関与が疑われている．生活指導として厳格な禁煙，寒冷刺激の回避が重要である．

動脈性の場合，足趾先端から足縁部にかけて潰瘍があり，炎症所見は少なく，痛みが強く，皮膚は冷たいという特徴がみられる．動脈性潰瘍の検査として，足関節/上腕血圧比(ABI)や皮膚灌流圧(SPP)を測定する．他にも，血管造影やCTアンギオ/MRアンギオ，血管エコー，単純X線検査による石灰化の有無なども検討する．動脈性潰瘍の治療として，まず血管拡張薬，抗血小板薬，抗凝固薬などの薬物療法を行い，難治の場合は交感神経節ブロック，高圧酸素療法，経皮的末梢血管形成術，血行再建術も考慮する．

## 糖尿病性皮膚潰瘍

高齢化に伴って，糖尿病患者は年々増加してい

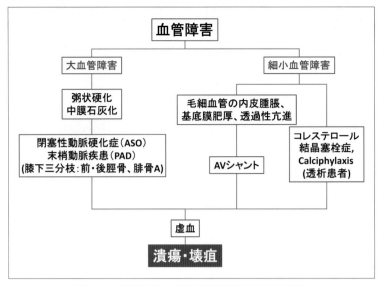

図 4. 血管障害性の糖尿病性潰瘍を生じる機序

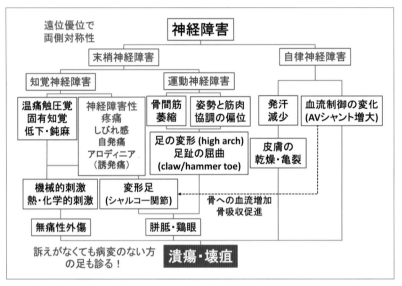

図 5. 神経障害性の糖尿病性潰瘍を生じる機序

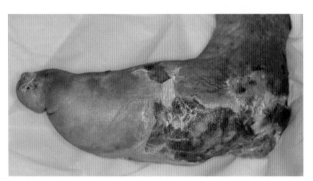

図 6. 慢性的な反復刺激によって生じた変形足
（シャルコー関節）

る．糖尿病性潰瘍の原因として，主に血管障害と神経障害が深く関わっている．さらに糖尿病による易感染性と創傷治癒力低下が皮膚潰瘍の治癒を遷延させている．糖尿病性の血管障害には，粥状硬化や中膜石灰化による ASO（近年では PAD）といった大血管障害だけではなく，細小血管障害も生じることが特徴である．細小血管障害では，毛細血管の内皮腫脹，基底膜肥厚，透過性亢進によって AV シャントが生じ，虚血性潰瘍の原因となる（図 4）.

　糖尿病性の神経障害は，遠位優位で両側対称性

**表 1**. 糖尿病性皮膚潰瘍(足病変)の臨床的特徴

| 原　因 | 神経障害 | 血管障害 |
|---|---|---|
| 前駆症状 | 靴擦れなどの外傷，熱傷，胼胝 | 冷感，間欠性跛行 |
| 好発部位 | 足底，趾腹，関節や骨変形部 | 足趾先端，足縁 |
| 骨変形 | ＋ | － |
| 知覚障害 | ＋ | － |
| 疼　痛 | 弱い(感じない) | 強い |
| 動脈触知 | ＋ | － |
| 皮膚温 | 温かい | 冷たい |
| 潰　瘍 | 湿潤傾向 辺縁に角質増生 | 境界明瞭で深い 乾燥し，黒色壊死を伴う |
| 予　後 | 比較的良好，再発性 | 難治性 |

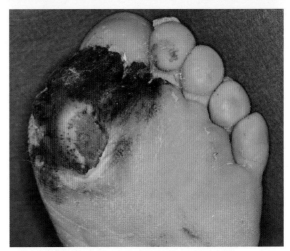

**図 7**. 神経障害性の糖尿病性皮膚潰瘍
荷重部に潰瘍を生じ，潰瘍の周囲に角質増生(胼胝)を伴う.

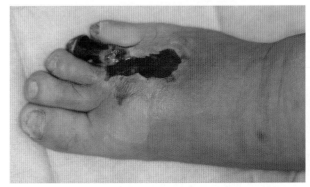

**図 8**. 血管障害性の糖尿病性皮膚潰瘍
足趾先端，足縁に好発し，疼痛が強く，皮膚温は冷たい.

という特徴がある．末梢神経障害には，知覚神経障害と運動神経障害の2種類がある(図5)．知覚神経障害によって，温痛触圧覚，固有知覚の低下・鈍麻が起こり，機械的刺激や熱・化学的刺激に気づかず，反復刺激によって無痛性外傷による皮膚潰瘍を生じる．痛みを感じないことによる慢性的な反復刺激によって，変形足(シャルコー関節)(図6)や難治性の胼胝，鶏眼を生じる．さらに，しびれ感，自発痛，アロディニア(誘発痛)といった神経障害性疼痛も起こり，皮膚潰瘍の創傷治癒の遅延やQOLの低下につながる．運動神経障害によって，骨間筋萎縮や姿勢と筋肉協調の偏位が生じて，足の変形(high arch)や足趾の屈曲(claw/hammer toe)を起こす．さらに，自律神経障害による発汗低下，皮膚の乾燥亀裂が生じることも知られている．

　血管障害と神経障害の2つの原因による糖尿病性皮膚潰瘍(足病変)には，それぞれ臨床的特徴があり(表1)，鑑別することが可能である．神経障害性の皮膚潰瘍は，足底，趾腹，関節や骨変形部といった荷重部もしくは外傷部に潰瘍を生じ，潰瘍周囲に角質増生(胼胝)を伴うことが多い(図7)．痛みが少なく，皮膚温は温かい．靴擦れなどの外傷，熱傷，胼胝が前駆症状となる．一方，血管障害性の皮膚潰瘍は，足趾先端，足縁に好発し，疼痛が強く，皮膚温は冷たく感じる(図8)．

　神経障害の検査として，自覚症状(両側性のし

びれ，疼痛，異常感覚)，モノフィラメントや音叉を用いた知覚，振動覚の検査，腱反射，神経伝達速度などを精査する．動脈性が疑われる場合は，前項に示すようにABIやSPPを測定する．罹患期間の長い糖尿病や透析患者では，足関節より中枢(心臓に近い血管)の動脈は石灰化が著しいため，ABIが本来より高値となり，実際には狭窄や動脈閉塞があるにもかかわらずABIが基準値の範囲内となり，病変を見逃す可能性がある．そこで，TBI(toe brachial index：足趾上腕血圧比)検査では，足趾血管石灰化の進行している患者でも，閉塞性病変の存在を測定することが可能である．

　糖尿病性潰瘍の治療は血糖コントロールが基本

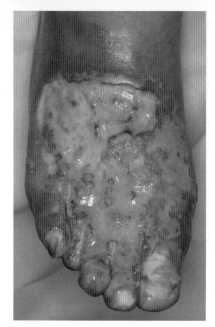

図 9. 抗セントロメア抗体陽性の限局皮膚
硬化型強皮症患者に生じた，複数の足
趾にわたる大きな皮膚潰瘍

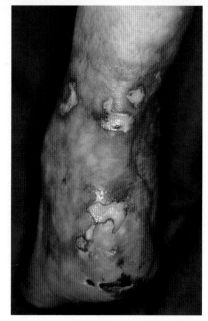

図 10. リベド血管症による皮膚潰瘍
周囲にリベド(網目状の皮疹)を伴う潰瘍が
樹枝状，もしくは虫食い状を呈する.

であるが，神経障害性潰瘍の場合は，杖，足底板，中敷きなどを用いた免荷や，ミロガバリン，プレガバリン，メキシチレン，SNRI(セロトニン・ノルアドレナリン再取り込み阻害薬)，三環系抗うつ薬，ビタミン$B_{12}$，アルドース還元酵素阻害薬，ノルトリプチンなどの薬物療法を考慮する.

　糖尿病患者は感染しやすい状態にあるため，皮膚潰瘍に感染を伴うことが多い．糖尿病性皮膚潰瘍は感染を起こしていても，血流障害，知覚障害によって発赤，熱感，疼痛を呈しにくいので注意が必要である．感染の有無を調べる検査としては，採血(炎症反応)，培養(好気，嫌気性)，単純X線，CT(ガス像，骨融解像，血管石灰化)が挙げられる．骨髄炎の有無を調べる検査として，probe-to-bone test(ゾンデを潰瘍底に挿入して骨に当たるかどうかを確認する検査)や造影MRIが有用である.

### 膠原病・血管炎による皮膚潰瘍

　全身性強皮症では，冬季の気温が寒くなる時期に末梢循環障害が悪化して，足趾先端から皮膚潰瘍や壊疽を生じることがある．レイノー現象や疾患特異的自己抗体の有無や皮膚症状(皮膚硬化，後爪郭部毛細血管異常など)から診断できる．抗セントロメア抗体陽性の限局皮膚硬化型強皮症患者では，複数の足趾にわたる比較的大きな潰瘍を生じることがあり，難治である(図9)．血管拡張薬，抗血小板薬，エンドセリン受容体拮抗薬などの薬物療法を行う．膠原病では，他に全身性エリテマトーデスでも循環障害による皮膚潰瘍を生じる.

　下腿潰瘍をみた際に血管炎やリベド血管症を疑うポイントは，① 潰瘍が樹枝状，もしくは虫食い状を呈すること(図10)と，② リベド(網目状の皮疹)を伴うことが挙げられる．血管炎を疑う場合は，下肢のしびれや疼痛，倦怠感などを聴取する．生検による病理組織像が診断の決め手となる．膠原病，血管炎が原因の場合，その他の合併症の症状も考慮したうえで血管拡張薬や抗血小板薬，副腎皮質ホルモン，免疫抑制剤などの投与を行う.

### 褥瘡(圧迫による皮膚潰瘍)

　下肢では，ベッドや車椅子，靴などによる圧迫が起こりやすい部位である踵部，下腿屈側などに

褥瘡が好発する．高齢者では，運動障害や感覚障害によって褥瘡を生じやすい．また，加齢による脂肪萎縮，皮膚の菲薄化，骨突出が褥瘡の発症増加に関与する．原因となる圧迫を解除し，壊死を取り，肉芽をあげて上皮化を促進させる外用薬を適宜選択する．

## おわりに

下腿潰瘍は，様々な疾患が原因で生じた結果であり，原因を精査し，治療を妨げている要因を取り除くことが重要となる．したがって，原因疾患と潰瘍の治療を同時に行うことが必要である．

## 文　献

1）茂木精一郎：【包括的な観点からみた高齢者の褥瘡・皮膚潰瘍】加齢に伴う皮膚の構造と機能の変化．*WOC Nursing*, **3**(3)：7-13, 2015.
2）Bowman PH, Hogan DJ：Leg ulcers：a common problem with sometimes uncommon etiologies. *Geriatrics*, **54**：43-54, 1999.
3）Schimpf H, Rass K, Tilgen W：Differenzial diagnosen des ulcus cruris. *Akt Dermatol*, **35**：231-236, 2009.
4）伊藤孝明，久木野竜一，皿山泰子ほか：下腿潰瘍・下肢静脈瘤診療ガイドライン．日皮会誌, **127**：2239-2259, 2017.

# FAX による注文・住所変更届け

改定：2015 年 1 月

毎度ご購読いただきましてありがとうございます.

読者の皆様方に小社の本をより確実にお届けさせていただくために，FAX でのご注文・住所変更届けを受けつけております．この機会に是非ご利用ください．

## ◇ご利用方法

FAX 専用注文書・住所変更届けは，そのまま切り離して FAX 用紙としてご利用ください．また，注文の場合手続き終了後，ご購入商品と郵便振替用紙を同封してお送りいたします．**代金が 5,000 円をこえる場合，代金引換便とさせて頂きます．**その他，申し込み・変更届けの方法は電話，郵便はがきも同様です．

## ◇代金引換について

本の代金が 5,000 円をこえる場合，代金引換とさせて頂きます．配達員が商品をお届けした際に，現金またはクレジットカード・デビットカードにて代金を配達員にお支払い下さい(本の代金＋消費税＋送料)．(※年間定期購読と同時に 5,000 円をこえるご注文を頂いた場合は代金引換とはなりません．郵便振替用紙を同封して発送いたします．代金後払いという形になります．送料は定期購読を含むご注文の場合は頂きません)

## ◇年間定期購読のお申し込みについて

年間定期購読は，1 年分を前金で頂いておりますため，代金引換とはなりません．郵便振替用紙を本と同封または別送いたします．送料無料，また何月号からでもお申込み頂けます．

毎年末，次年度定期購読のご案内をお送りいたしますので，定期購読更新のお手間が非常に少なく済みます．

## ◇住所変更届けについて

年間購読をお申し込みされております方は，その期間中お届け先が変更します際，必ずご連絡下さいますようよろしくお願い致します．

## ◇取消，変更について

取消，変更につきましては，お早めに FAX，お電話でお知らせ下さい．

返品は，原則として受けつけておりませんが，返品の場合の郵送料はお客様負担とさせていただきます．その際は必ず小社へご連絡ください．

## ◇ご送本について

ご送本につきましては，ご注文がありましてから約 1 週間前後とみていただきたいと思います．お急ぎの方は，ご注文の際にその旨をご記入ください．至急送らせていただきます．2～3 日でお手元に届くように手配いたします．

## ◇個人情報の利用目的

お客様から収集させていただいた個人情報，ご注文情報は本サービスを提供する目的(本の発送，ご注文内容の確認，問い合わせに対しての回答等)以外には利用することはございません．

その他，ご不明な点は小社までご連絡ください．

株式会社 全日本病院出版会

〒 113-0033 東京都文京区本郷 3-16-4-7 F
電話 03(5689)5989　FAX03(5689)8030　郵便振替口座 00160-9-58753

# FAX 専用注文用紙 5,000 円以上代金引換 (皮 '21.10)

## Derma 年間定期購読申し込み（送料弊社負担）
□ 2022 年 1 月～12 月（定価 42,130 円）　　□ 2021 年＿月～12 月

□ Derma バックナンバー申し込み（号数と冊数をご記入ください）
No.　／　　冊　　No.　／　　冊　　No.　／　　冊

|  |  |
|---|---|
| Monthly Book Derma. 創刊 20 周年記念書籍<br>□ そこが知りたい 達人が伝授する日常皮膚診療の極意と裏ワザ（定価 13,200 円） | 冊 |
| Monthly Book Derma. 創刊 15 周年記念書籍<br>□ 匠に学ぶ皮膚科外用療法―古きを生かす，最新を使う―（定価 7,150 円） | 冊 |
| Monthly Book Derma. No. 314（'21.10 月増大号）<br>□ 手元に 1 冊！皮膚科混合・併用薬使用ガイド（定価 5,500 円） | 冊 |
| Monthly Book Derma. No. 307（'21.4 月増刊号）<br>□ 日常診療にこの 1 冊！皮膚アレルギー診療のすべて（定価 6,380 円） | 冊 |
| Monthly Book Derma. No. 300（'20.9 月増大号）<br>□ 皮膚科医必携！外用療法・外用指導のポイント（定価 5,500 円） | 冊 |
| Monthly Book Derma. No. 294（'20.4 月増刊号）<br>□ "顔の赤み" 鑑別・治療アトラス（定価 6,380 円） | 冊 |
| Monthly Book Derma. No. 288（'19.10 月増大号）<br>□ 実践！皮膚外科小手術・皮弁術アトラス（定価 5,280 円） | 冊 |

## PEPARS 年間定期購読申し込み（送料弊社負担）
□ 2022 年 1 月～12 月（定価 42,020 円）　　□ 2021 年＿月～12 月

□ PEPARS バックナンバー申し込み（号数と冊数をご記入ください）
No.　／　　冊　　No.　／　　冊　　No.　／　　冊

|  |  |
|---|---|
| PEPARS No. 147（'19.3 月増大号）<br>□ 美容医療の安全管理とトラブルシューティング（定価 5,720 円） | 冊 |
| □ 目もとの上手なエイジング（定価 2,750 円） | 冊 |
| □ カラーアトラス 爪の診療実践ガイド 改訂第 2 版（定価 7,920 円） | 冊 |
| □ イチからはじめる美容医療機器の理論と実践 改訂第 2 版（定価 7,150 円） | 冊 |
| □ 臨床実習で役立つ 形成外科診療・救急外科処置ビギナーズマニュアル（定価 7,150 円） | 冊 |
| □ 足爪治療マスター BOOK（定価 6,600 円） | 冊 |
| □ 日本美容外科学会会報 2020 Vol.42 特別号 美容医療診療指針（定価 2,750 円） | 冊 |
| □ 図解 こどものあざとできもの―診断力を身につける― | 冊 |
| □ 美容外科手術―合併症と対策―（定価 22,000 円） | 冊 |
| □ 足育学 外来でみるフットケア・フットヘルスウェア（定価 7,700 円） | 冊 |
| □ 実践アトラス 美容外科注入治療 改訂第 2 版（定価 9,900 円） | 冊 |
| □ Non-Surgical 美容医療超実践講座（定価 15,400 円） | 冊 |
| □ スキルアップ！ニキビ治療実践マニュアル（定価 5,720 円） | 冊 |

その他（雑誌名/号数，書名と冊数をご記入ください）
□

| お名前 | フリガナ | | 診療科 |
|---|---|---|---|
| | | 要捺印 | |
| ご送付先 | 〒　　　― | | |

TEL：　　（　　　）　　　　　FAX：　　（　　　）

FAX 03-5689-8030 全日本病院出版会行

年　　月　　日

# 住 所 変 更 届 け

| お名前 | フリガナ | |
|---|---|---|
| お客様番号 | | 毎回お送りしています封筒のお名前の右上に印字されております8ケタの番号をご記入下さい。 |

新お届け先　〒　　　都道府県

新電話番号　（　　　）

| 変更日付 | 年　月　日より | 月号より |
|---|---|---|

旧お届け先　〒

※ 年間購読を注文されております雑誌・書籍名に✓を付けて下さい。
- ☐ Monthly Book Orthopaedics（月刊誌）
- ☐ Monthly Book Derma.（月刊誌）
- ☐ 整形外科最小侵襲手術ジャーナル（季刊誌）
- ☐ Monthly Book Medical Rehabilitation（月刊誌）
- ☐ Monthly Book ENTONI（月刊誌）
- ☐ PEPARS（月刊誌）
- ☐ Monthly Book OCULISTA（月刊誌）

FAX 03-5689-8030
全日本病院出版会行

Monthly Book

# Derma.
デルマ

2022 年度　年間購読料　42,130 円

通常号：定価 2,750 円（本体 2,500 円＋税）×11 冊
増大号：定価 5,500 円（本体 5,000 円＋税）×1 冊
増刊号：定価 6,380 円（本体 5,800 円＋税）×1 冊

※各号定価：本体 2,500 円＋税（増刊・増大号は除く）

※ 2016 年以前のバックナンバーにつきましては，弊社ホームページ（https://www.zenniti.com）をご覧ください.

編集主幹：照井　正　日本大学教授
　　　　　大山　学　杏林大学教授

No. 316　編集企画：
磯貝善蔵　国立長寿医療研究センター副院長

Monthly Book Derma. No. 316

2021年12月15日発行（毎月15日発行）
定価は表紙に表示してあります.
Printed in Japan

発行者　末 定 広 光
発行所　株式会社 全日本病院出版会
〒113-0033 東京都文京区本郷3丁目16番4号7階
電話 (03)5689-5989　Fax (03)5689-8030
郵便振替口座 00160-9-58753
印刷・製本　三報社印刷株式会社　電話 (03)3637-0005
広告取扱店　㈱メディカルブレーン　電話 (03)3814-5980

© ZEN・NIHONBYOIN・SHUPPANKAI, 2021

・本誌に掲載する著作物の複製権・翻訳権・上映権・譲渡権・公衆送信権（送信可能化権を含む）は株式会社全日本病院出版会が保有します.
・JCOPY ＜（社）出版者著作権管理機構 委託出版物＞
本誌の無断複写は著作権法上での例外を除き禁じられています. 複写される場合は, そのつど事前に, （社）出版者著作権管理機構（電話 03-5244-5088, FAX 03-5244-5089, e-mail: info@jcopy.or.jp）の許諾を得てください.
・本誌をスキャン, デジタルデータ化することは複製に当たり, 著作権法上の例外を除き違法です. 代行業者等の第三者に依頼して同行為をすることも認められておりません.